グローバル感染症の行方

分断が進む世界で重層化するヘルス・ガバナンス

詫摩佳代 著

明石書店

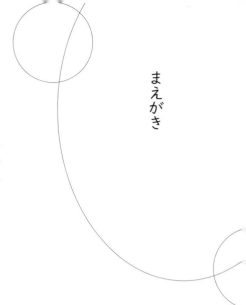

まえがき

Ⅰ．世界を襲った未曾有の緊急事態

新型コロナウイルス感染症（以下、新型コロナ）の感染拡大について、世界保健機関（World Health Organization：以下、ＷＨＯ）が国際保健規則２００５（International health regulations 2005：以下、ＩＨＲ（２００５））に規定される「国際的に懸念される公衆衛生上の緊急事態（Public Health Emergency of International Concern：以下、ＰＨＥＩＣ）」を宣言したのは、２０２０年1月30日のことであった。２０００年以降、感染症のアウトブレイクに対し、たびたび、ＰＨＥＩＣが宣言されてきた。例えば、２００９年のＨ１Ｎ１新型インフルエンザは２００９年４月にＰＨＥＩＣが宣言され、その１年４か月後の２０１０年８月に解除された。２０１４年の西アフリカにおけるエボラ出血熱の流行に際しては、同年８月にＰＨＥＩＣが宣言され、２０１６年の３月に解除されるまで１年７か月にわたり続いた。２０１６年２月には、アメリカ大陸でのジカ熱の流行に関してＰＨＥＩＣが宣言され、同年11月に解除されるまで９か月にわたり続いた。新型コロナに関しては、２０２３年５月５日にようやく終息宣言がなされ、緊急事態は３年３か月にも及んだ。[1]新型インフルエンザやエボラ出血熱、ジカ熱の流行といった前例と比べても、長い期間に及んだ。

その間、世界中の多くの人がこのウイルスに感染した。ＷＨＯの報告によれば、２０２４年１月24日時点で、新型コロナの累計感染者数は世界で約７億７４３９万人、死者は約７０２万人に達したとされる。[2]世界各地でロックダウンや営業自粛、渡航制限などの措置を伴ったため、世界経済も大きく低迷した。様々な格差も世界で蔓延《はびこ》った。欧米産の有効性の高いｍＲＮＡワクチンが普及した欧米先進国では、２０２２年に社会生活の多くの側面で、パンデミック以前の日常が取り戻されていった一方、中国はゼロ・コロナ政策を展開し、その対応の格差が世界の注目を集めた。ワクチンのアクセス格差も大きな問題となった。例えば２０２２年10月28日の時点で、必要な接種を完了した人の割合が日本では６６・１％、ドイツで７４・０％であったのに対して、ウガンダでは0・9%、シエラレオーネでは0・3%、イエメンでは0・2%など[3]、先進国と途上国の間には大きなワクチンのアクセス格差が観察され、それが途上国における死亡や病気の増加、経済回復の遅れ、学習機会の損失といった、様々なコストをもたらしたことが指摘されている[4]。そのことは途上国のみならず、先進国での格差拡大や世界規模でのウイルスの抑制にも大きなインパクトをもたらした[5]。

2. 何が緊急事態を長引かせたのか?

そもそも、緊急事態を長引かせた背景は何だろうか? 一つには、新型コロナがエボラ出血熱や新型インフルエンザなど局地的であった昨今のアウトブレイクとは異なり、感染力が高く、世界同時多発的なアウトブレイクであったという点と関係している。いずれの国もほぼ同時に、自国内の対応に精一杯となり、ワクチンや治療薬などのリソースをめぐる競合を招いた。未曾有の危機の中で各国のナショナリズムが強化されたことは、国家内部の団結力を高め、集団行動を可能にした一方で、地球規模での協調行動に影を落とした[6]。各主権国家の領域の内部で病気をどう管轄するのかという事項は、各国の主権に委ねられるが、同時に、越境する感染症に対してはグローバルなレベルでの管理が不可欠となる。このように地球規模での対応を必要とする健康問題を「グローバル・ヘルス（Global Health）」と呼ぶ。[7] 国際政治の視点でグローバル・ヘルスを考える時、重要なポイントは、世界政府が存在しない国際社会において、誰がどのような形で、地球規模の健康問題を管理するのかという点である。グローバル・ヘルスと言えばWHOを思い浮かべる方が多いと思うが、WHOはグローバル・ヘルスの統治に関する唯一の行為者ではない。[8] 前著『人類と病――国際政治から見る感染症と健康格差』（中央公論新社、2020年）でも詳しく触れた通り、グローバル・ヘルスの管理にはWHOの他にも、WHO加盟国、製薬企業、NGO、ユニセフや世界貿易機関（World Trade Organization：以下、WTO）といった国連の他の機関など、実に多くの関係者・行為者（アクター）が存在する。数多くの利害関係がひしめき合う中で、地球規模の健康課題を管理するプロセスをグローバル・ヘルス・ガバナンスと呼ぶが、[9] その仕組みは言うまでもなく、極めて複雑だ。

ドイツの政治学者のイローナ・キックブッシュ（Ilona Kickbusch）は、グローバル・ヘルスに関わる様々な機関とプロセス間のリンクとインターフェースを十分に理解するために、保健に関するガバナンスには以下三つの空間が存在すると指摘する。すなわち、グローバル・ヘルス・ガバナンス（Global Health Governance：WHOなど、保健分野における明示的な権限を持つ組織とそのプロセス）、健康のためのグローバル・ガバナンス（Global Governance for Health：必ずしも明示的な健康権限を持っていないが、国連、ＷＴＯなどグローバル・ヘルスに直接的・間接的に関連する組織とそのプロセス）、グローバル・ヘルスのためのガバナンス（Governance for Global Health：各国の保健外交政策や、アメリカの外交問題評議会など、前二者に貢献するために確立された国や地域レベルの組織とそのメカニズム）という三つの政治空間だ。キックブッシュによれば、三つの政治空間はいずれも相互に関連しており、これらをうまく管理することがグローバル・ヘルスへの適切な対処に通じると指摘する。[10] つまるところ、グローバルなレベルの健康問題の管理には、多様な政治空間が内包されるのであり、そうした複雑さに目を向けながら、次の危機にいかによりよく備えていくかという問題を検討していく必要があるのだ。

3．感染症の管理と地政学

以上のような複雑さを踏まえ、本書はグローバルと地域、国、有志国といった、重層的なレベルで展開される感染症への備えの実態とその課題を論じていくものである。グローバルなレベルを俯瞰すれば、ＩＨＲ（２００５）の各種規定など、感染症対応の国際規範は新型コロナパンデミックにおいて、必ずしも適切に守られなかった。つまりキックブッシュが「グローバル・ヘルス・ガバナンス」と呼ぶ、明示的な権限を有する組織とそのメカニズムは世紀のパンデミックに際して、必ずしも適切に機能しなかったのである。[11]

ここで考えてみたいのは、なぜその枠組みは適切に機能しなかったのか、という点である。そもそも、一般的な理解として、ＩＨＲ（２００５）を含む国際制度に強制力を持たせることは極めて難しい。[12]それに加え、米中対立など、昨今の地政学的な動向も、グローバルなレベルでの問題の管理に大きな影を落としたからだ。

歴史的に見て、地球規模の保健協力は、時に地政学的な動向とは別次元で展開されてきた。前著でも触れた通り、１９３０年代の日本と国際連盟の保健協力、冷戦期の米ソの天然痘をめぐる協力などはその好例であろう。[13]その後も、冷戦終結までの間、健康の問題はいわゆるハイ・ポリティックスに参入することは、ほとんどなかったと様々な論者が論じている。[14]他方、２０１０年代以降、アメリカの覇権がめざましく衰退し、中国とロシア、アメリカ間の政治的な緊張が高まると、世界的な保健問題の管理も、こうした地政学的な動向から自由ではなくなった。[15]新型コロナの発生源をめぐる米中間の激しい応酬は記憶に新しく、ロシアによるウクライナ侵攻も、保健問題グローバルなレベルでの保健問題の管理に大きな影を落としている。[16]このように近年、保健問題のグローバルなレベルでの管理は、政治と大きく連動する動きを見せており、[17] その改革の動きも決して楽観できない状況だ。米マサチューセッツ大学ボストン校のデイビッド・レヴィ（David Levy）は、２０２１年の論文の中で、新型コロナパンデミックは、パンデミック前から動揺していたグローバル・ガバナンスの構造とプロセスを混乱させ、また、経済ナショナリズム、ポピュリズム、自発的なガバナンスの台頭に拍車をかける可能性があると指摘する。[18] パンデミックの最中に書かれた論文であり、より長期的な分析の必要性をレヴィ自身も指摘しているが、パンデミックがもたらした負のインパクトは否定できないだろう。

ただし、これをもって国際協力の未来を悲観するのは短絡的すぎるだろう。M痘（サル痘）や鳥インフルエンザの脅威は依然として高く、また、国際情勢が悪化する中で、バイオテロの可能性も懸念される。健康への脅威が多様化している今日において、自国以外の他者と協力する必要性それ自体は衰えていないのだ。[19] そして、そのような認識は少なくとも保健の分野においては、いまだに多くのアクターに認識されていると言える。実際、ＷＨＯ加盟国が、２０２１年11月の世界保健総会の特別セッションにて、パンデミック条約（Pandemic Agreement）創設に向けた交渉を開始することに合意したこと、[20] また２０２２年5月の世界保健総会で、ＩＨＲ（２００５）改正手続きの開始に合意したことは、[21] 国際協力の必要性に関する世界の総意を示していると言える。

ただし、各々にとっての「他者」の意味するところが、グローバルな場を通して、不特定の他者と協力するという形態よりも、価値を共有する同志に限定されつつあるのが昨今の大きな特徴と言える。そのような現状は、国際協力の未来にとって朗報であると同時に、一歩間違えれば、世界全体の断片化を促しかねない、脆い状況とも言える。[22] 本書は、こうした現状を俯瞰した上で、どのように、次の危機に備えていけばよいかを論じるものである。

4. 研究の動向

新型コロナパンデミックは国際関係に対してのみならず、[23] グローバルな保健問題の管理のあり方にも大きな影響を与えた。パンデミックのインパクトを国際政治の視点で分析する研究はこの間、数多くにのぼり、その多くは本章ならびに次章以下でも参照していくものであるが、ここで、本書と関係の深いものをいくつか紹介することで、研究の動向を概観してみたい。

まず、パンデミックのグローバル・ヘルス・ガバナンスへのインパクトを論じるものとしては、[24] 米ジョージタウン大学オニール研究所所長で、グローバル・ヘルス法の専門家であるローレンス・O・ゴスティン（Lawrence O. Gostin）の著書が挙げられる。ゴスティンは２０２２年に出版した著書の中で、新型コロナパンデミックを含む近年の様々な危機対応を振り返り、我々の健康を取り巻く脅威の特質や変化を明らかにする。そして、ＩＨＲ（２００５）やパンデミック条約をはじめとするポスト・パンデミックの法的枠組みのあり方を中心に、柔軟な国際協力システムとそれを可能にする政治力の必要性を説く。[25]

パンデミックと国際政治の相関関係に焦点を当てる研究も多く出ている。[26] コリン・カール（Colin Kahl）とトーマス・ライト（Thomas Wright）は新型コロナパンデミックが国際政治に与えたインパクトについて、１００年前のインフルエンザ・パンデミックと比較しながら論じる。新型コロナパンデミックにおいては、ナショナリズムと地政学的な対立が各国政府や国際機関の対応を制約し、この傾向はパンデミックが終わった後も継続しうること、また総じて、１００年前のパンデミックよりも国際秩序に対して重大な結果をもたらす可能性が高いことを指摘する。１００年前のパンデミックの後に第二次世界大戦が起きたことを振り返り、不気味な歴史を繰り返すことを避けるためには、アメリカと同志国は協力するべきだと論じる。[27]

国際法の専門家で、米インディアナ大学ブルーミントン校のデイヴィッド・Ｐ・フィドラー（David P. Fidler）も国際政治のパワーバランスの変化とパンデミックの関係を論じる。すなわち、冷戦終結までの間、国際政治におけるパワーバランスは、グローバルなレベルでの保健問題の対処にはあまり持ち込まれなかったが、その様相は、米中対立や米ロ対立が顕在化する２０１０年代に変化したと指摘、新型コロナへの対応はそのような国際政治上の変化と対立関係を如実に反映するものになったと分析する。[28]

日本語の文献としては、2023年に日本国際政治学会から特集号『ヘルスをめぐる国際政治』が刊行されており、ヘルスをめぐる規範や制度とパンデミック対応の相関関係が多角的な視点で分析されている。[29] 本号に所収のガバナンスに関連する論考としては赤星聖が、元々、断片化していたヘルス・ガバナンスの構造の特徴が、新型コロナを含む各種危機対応において、どのような役割を果たしたかを論じている。[30]

いずれの研究もパンデミック下でのグローバルなレベルでの対応を振り返り、検討するものであり、本書にとっても多くの示唆に富む。本書は、以上の先行研究を踏まえつつも、ガバナンスをよりミクロな視点で分析し、今後の方向性を検討していくものである。

5. 多国間主義の変容

本書の主張の一つは、地政学的な動向の影響を受けて、グローバルな連携が難しくなる中で、アフリカや欧州といった地域や有志国間など、サブ・レベルでの協力がより重要性を帯びてきており、ガバナンスが変容してきているというものである。そもそも、戦後の多国間主義の確立には、アメリカが大きな役割を果たしてきたし、[31]保健分野における多国間主義の確立についても、第二次世界大戦ののちに、連合国のみならず、敗戦国も含むという形で、その普遍性をアメリカが強く主張したことは、前著でも指摘した通りである。特に感染症の領域では、政治的な立場やイデオロギーに関わりなく、すべての国を共通の枠組みに含めることが、感染症の管理というテクニカルな側面でも、非常に重要だと、WHOの創設に関わったアクターたちは考えた。[32]その点は、現在も変わっていない。

他方、イデオロギー上の分断や、政治的な緊張があまりにも高くなった現在、戦後の国際社会で継続されてきた多国間主義は、もはや今までのまま、というわけにはいかなくなっている。この視点は、射程を国際政治に広げれば、何ら目新しいものではない。例えばミニラテラリズムの議論がある。「ミニラテラリズム」とは一般的に、価値を共有するもの同士が、特定の問題に関して、小さなグループで協力を行うアイデアである。世界金融危機後の2009年、コラムニストのモアゼス・ナイム（Moisés Naím）は、その論考の中で、多国間主義の取り組みは失敗したと主張し、その代わりに特定の問題に的を絞り、可能な限り少人数で合意の形成を目指すミニラテラリズムの可能性について論じた。[33]欧米の覇権に支えられてきた多国間主義が今後は変容していくという指摘は2009年以降も、様々なところでなされてきた。米アメリカン大学のアミタフ・アチャリア（Amitav Acharya）は2015年に *The End of American World Order*（『アメリカ世界秩序の終焉――マルチプレックス世界のはじまり』）の初版の中で、欧米の覇権を基軸とするリベラルな国際秩序が衰退し、代わりに国際機関、有志連合、地域組織、新興国、民間アクターらがそれぞれの影響力を発揮しながら協働する重層的な秩序（マルチプレックス・ワールド）が生まれつつあると説いた。[34] アジアやインド太平洋地域においては、クアッド（Quad）やAUKUSなど特定国の枠組みが増えていることもあり、多国間主義の変容が論じられる機会は近年、増えている。[35]

本書は、保健の分野においてこうした重層化の動きが起きているということを指摘するわけだが、より根本的な問いとしては、そのような現状と保健分野における多国間主義の要請を、どのように擦り合わせていくべきか、という点に焦点を当てる。既述の通り、保健の問題を効果的に管理していくためには、他者との協力が不可欠だ。とりわけ、SARS（重症急性呼吸器症候群）や鳥インフルエンザ、新型コロナをはじめとする近年のアウトブレイクの多くがアジアで発生している事実を踏まえれば、特定国を排除した国際協力は無意味というより他ないだろう。また、次の新興感染症がどこで起きるかもわからない。そのようなことを踏まえれば、何らかの形で、多国間協力を温存する道を探らねばならない。重層化が進行する現状と、こうしたテクニカルな要請の折り合いをいかに図っていくのか、という点こそが、本書における最も重要な関心事項である。

6. 本書の概要

以下、各章の概略を記す。第一章「保健分野の多国間枠組みの変遷と行方」では、そもそもグローバル・ヘルス・ガバナンスの歴史的な特徴を説明したのち、パンデミック下で明らかとなった問題点や傾向を様々な角度から検討する。パンデミック下ではＩＨＲ（２００５）など既存の枠組みの問題点が明るみに出たことは改めて言うまでもない。他方、国際社会で何かを変える場合には、一定数以上の国家の賛成がないと進めないという限界がある。また、たとえ制度改革を行ったとしても、その体制に強制力を持たせることは難しく、どのように効果的なものにするのかという課題もある。ヘルス・ガバナンスの現状とその改革に関する言説を整理し、グローバルなレベルの協力枠組みの意義や今後について論じる。

第二章「新型コロナワクチンのアクセス格差をめぐる問題」では、新型コロナパンデミック下で見られた、ワクチンをめぐる問題に焦点を当てたい。パンデミック下では、各国でワクチン・ナショナリズムが蔓延り、戦略的なワクチン外交も展開された。その一方で、ワクチンの世界的なアクセス格差が問題となる中で、クアッドやG7、製薬会社や研究機関なども様々な形で途上国へのワクチン支援を行ってきた。国際保健協力の歴史を紐解けば、ワクチンを含む医薬品へのアクセス格差は今に始まった問題ではなく、その格差に対処する枠組みも様々に存在してきた。それではなぜ過ちが繰り返されるのだろうか？　パンデミック下での経験は、今後の感染症対応にどのように活かされるべきだろうか？　新型コロナワクチンへのアクセス格差の問題に焦点を当てて考えていきたい。

第三章「地域内保健協力の可能性と課題」では、地域内保健協力の可能性について論じる。元々グローバル・ヘルス・ガバナンスとは、グローバルなレベルに加え、地域や国、ローカルなど重層的なものであり、とりわけ地域は、例えばアフリカにおけるマラリア、アメリカ大陸における黄熱病など、同じ健康課題を抱えるため、歴史的に見てもグローバルなレベルに先行して協力が発展してきた経緯がある。新型コロナパンデミック下でもアフリカや欧州、中南米を中心とする各地で、地域内保健協力が発展してきた。そのような現状と今後の展望について考えてみたい。

第四章「重層化するヘルス・ガバナンスとイノベーションの可能性」では、今後のヘルス・ガバナンスに必要とされるイノベーションとその可能性について考えてみたい。第三章までで見てきた通り、パンデミック下では、現状の国際政治や地政学的分断が色濃くその対応に反映され、新型コロナワクチンへのアクセスに関しては、大きな格差が生み出された。今回の経験を踏まえ、グローバル、地域、有志国間という各レベルで様々な取り組みが行われてきたが、中でも注目したいのが、複数のレベルをつなぐ、あるいは複数のレベルを跨ぐイノベイティブな取り組みが多数構築されてきたことだ。地政学的な影響を受けて重層化するヘルス・ガバナンスの中で、どこか一つのレベルに重点を置くことはもはや賢明ではなく、複数のレベルでそれぞれ備えを強化し、相互に補完し合える枠組みが必要とされており、こうした状況がイノベーションの背景と言える。ここでは、パンデミック下でのイノベイティブな取り組みをいくつか紹介しつつ、これらの新しい取り組みにはどのような可能性と課題があるのかを考えていく。

第五章「日本とグローバル・ヘルス・ガバナンス――歴史的経緯と今後の可能性」では、日本のグローバル・ヘルスへの関与を歴史的に振り返り、今後の役割について具体的に論じていきたい。人間の健康へのアプローチとしては、ウイルスの研究や医薬品の開発に重点を置く生物医学的アプローチと、栄養や居住環境の整備など、環境の整備に重点を置く社会医学的アプローチがあるが、日本の取り組みは歴史的に一貫して、両アプローチに重点を置いてきたことが特徴だと言える。１９６１年に国民皆保険を達成し、経済発展を成し遂げると、世界的にもユニバーサル・ヘルス・カバレッジ（Universal Health Coverage：ＵＨＣ、世界中のすべての人々が負担可能なコストで、基礎的保健医療サービスを受けられることを目指す取り組み）の実現に向けた国際支援に力を入れるようになった。アメリカのリーダーシップが低下し、国際環境が厳しくなる中で、日本の役割への期待が今までになく高まっている。第五章ではパンデミック下で日本が果たした役割についても振り返り、今後、日本に求められる役割について、具体的に論じていきたい。

世紀のパンデミックとて、多くの人にとってすでに過去のものだ。ただし、危機はまた必ずやってくる。経験を踏まえ、「何がなされるべきか」は客観的に明らかになりつつあるが、問題は、厳しい国際情勢の中で、それをどうやって実行に移していくのかという点である。「何がなされるべきか」という視点を携えつつも、現実に何が進行しているのかを把握し、現実と理想を擦り合わせる作業が必要ではなかろうか。必ずやってくる「次」に向けて、現実的にどう歩みを進めていけばよいのか、読者の方々に考える手がかりを提供できれば、本書の目的は達成される。

注

1 *CNN*, “WHO says Covid-19 is no longer a global health emergency”, 5 May 2023, https://edition.cnn.com/2023/05/05/health/who-ends-covid-health-emergency/index.html

2 WHO, “WHO COVID-19 dashboard”, https://data.who.int/dashboards/covid19/deaths?n=c

3 *NIKKEI ASIA*, “Charting coronavirus vaccinations around the world” (latest update: 28 October 2022), https://vdata.nikkei.com/en/newsgraphics/coronavirus-vaccine-status/

4 Amit Summan, Arindam Nandi, Anita Shet and Ramanan Laxminarayan, “The effect of the COVID-19 pandemic on routine childhood immunization coverage and timeliness in India: retrospective analysis of the National Family Health Survey of 2019-2021 data”, *The Lancet Regional Health - Southeast Asia*, Volume 8, 2023; Gideon Meyerowitz-Katz et al., “Assessing the burden of COVID-19 in developing countries: systematic review, meta-analysis and public policy implications”, *BMJ Global Health*, vol.7, issue 5, 2022; Calvin R. Wei, Samuel Kamande and Godwin C. Lang, “Vaccine inequity: a threat to Africa's recovery from COVID-19”, *Tropical Medicine and Health*, volume 51, 2023 など。

5 Maddalena Ferranna, “Causes and costs of global COVID-19 vaccine inequity”, *Seminars in Immunopathology*, 2023; Esayas Kebede Gudina, Zeleke Mekonnen, and Daniel Yilma, “Vaccine Inequity and Hesitancy: A Vicious Cycle Undermining the Fight Against the COVID-19 Pandemic”, *Risk Management and Healthcare Policy*, 15, 2022; Nicolo Gozzi, Matteo Chinazzi, Natalie E. Dean, Ira M. Longini Jr., M. Elizabeth Halloran, Nicola Perra and Alessandro Vespignani, “Estimating the impact of COVID-19 vaccine inequities: a modeling study”, *Nature Communications*, volume 14, 2023 では、格差が先進国にも様々なインパクトをもたらしたと指摘する。

6 Harris Mylonas and Ned Whalley, “Pandemic Nationalism”, *Nationalities Papers*, 50-1, 2022.

7 Ilona Kickbusch and Martina Marianna Cassar Szabo, "A new governance space for health", *Global Health Action*, vol.7 2014. グローバル・ヘルス・ガバナンス研究の第一人者であるイローナ・キックブッシュはグローバル・ヘルスを「国境や政府を越え、人々の健康を決定する世界的な力と世界的な流れに対する行動を求める健康問題」と定義している。

8 Ibid.

9 Ibid.

10 Ibid.

11 Colin Kahl and Thomas Wright. *After Shocks: Pandemic Politics and the End of the Old International Order*, St. Martin's Press, 2021.

12 秋山信将「グローバル・ヘルスレジームにおける調査・検証権限の制度的考察」日本国際政治学会編『国際政治』２１１号、２０２３年。

13 詫摩佳代『人類と病——国際政治から見る感染症と健康格差』中央公論新社、２０２０年。

14 Ronald Labonte and Michelle L. Gagnon, "Framing Health and Foreign Policy: Lessons for Global Health Diplomacy", *Global Health*, 14, 2010; Jeremy Youde, "High Politics, Low Politics, and Global Health", *Journal of Global Security Studies*, 157, 2016.

15 David P. Fidler, "The covid-19 Pandemic, Geopolitics, and International Law", *Journal of International Humanitarian Legal Studies*, 11, 2020.

16 *POLITICO*, "European countries succeed in yearlong push to relocate WHO Moscow office", 15 May 2023, https://www.politico.eu/article/europe-succeed-year-long-push-relocate-who-moscow-office-non-communicable-diseases-copenhagen/ ロシアのウクライナ侵攻後、２０２３年の世界保健総会では、ウクライナにおけるロシアの暴力を非難し、医療施設に対す

る攻撃の停止を求める決議が採択された。また、モスクワに置かれていたＷＨＯのオフィスはデンマークのコペンハーゲンに移転した。

17 Ilona Kickbusch and Austin Liu, "Global health diplomacy? reconstructing power and governance", *Political Science and Health*, vol.399-10341, 2022.

18 David L. Levy, "COVID-19 and Global Governance", *Journal of Management Studies*, 58-2, 2021.

19 Kahl and Wright (eds.), *op.cit.*; Ranjit Kumar Dehury, "Relevance of the world health organization in a multipolar world in solving global health challenges", *Front Public Health*, 2022, p.342. カールとライトは、国境を越える脅威の増大により、これまで以上に国際協力が必要な時代を我々は生きているのに、大国間競争の激化により、その協力の実現がますます難しい状況になっていると指摘する。

20 WHO News, "World Health Assembly agrees to launch process to develop historic global accord on pandemic prevention, preparedness and response", 1 December 2021, https://www.who.int/news/item/01-12-2021-world-health-assembly-agrees-to-launch-process-to-develop-historic-global-accord-on-pandemic-prevention-preparedness-and-response

21 *Health Policy Watch*, "Assembly Approves Process to Update International Health Regulations on Pandemic Response", 28 May 2022, https://healthpolicy-watch.news/97225-2/

22 地政学的な動向の影響があまりに大きく、ガバナンスの重複、断片化、非効率性を懸念する見方もある。Ilona Kickbusch, "A new global health order", global governance project.org, https://www.globalgovernanceproject.org/a-new-global-health-order/ilona-kickbusch/

23 Levy, op.cit.; Tanisha Fazel, "Health Diplomacy in Pandemic Times", *International Organizations*, 74, 2020.

24 このほか、パンデミックのグローバル・ヘルス・ガバナンスへの影響を扱ったものとして、Michael N. Barnett, Jon C. W. Pevehouse and Kal Raustiala (eds.), *Global Governance in a World of Change*, chap. 8, Cambridge University Press, 2022;

Markus Fraundorfer (ed.), *Global Governance in the Age of the Anthropocene*, chap. 4, Palgrave MacMillan, 2022 など。

25 Lawrence O. Gostin, *Global Health Security: A Blueprint for the Future*, Harvard University Press, 2021.

26 パンデミックと国際関係の関係を論じたものとして、Auriane Guilbaud, "A Stress-Test for Global Health Multilateralism: The Covid-19 Pandemic as Revealer and Catalyst of Cooperation Challenges", in Auriane Guilbaud, Franck Petiteville and Frederic Ramel (eds.), *Crisis of Multilateralism? Challenges and Resilience*, Palgrave MacMillan, 2023; A.K.M. Ahsan Ullah and Jannatul Ferdous (eds.), *The Post-Pandemic World and Global Politics*, Springer, 2022. など。

27 Kahl and Wright (eds.), *op.cit.*; Dehury, *op.cit.*

28 Fidler, op.cit.

29 日本国際政治学会編、前掲書。

30 赤星聖「グローバル・ヘルス・ガバナンスにおける『二重の断片化』――ＨＩＶ／ＡＩＤＳ、新型コロナウイルス感染症、エボラウイルス病」日本国際政治学会編、前掲書。

31 Miles Kahler, "Multilateralism with Small and Large Numbers", *International Organization*, 46-3, 1992; G. John Ikenberry, *Liberal Order and Imperial Ambition: Essays on American Power and International Order*, Polity, 2006.

32 詫摩、前掲書、第2章。

33 Moisés Naím, "Minilateralism: The magic number to get real international action", *Foreign Policy*, 2009.

34 Amitav Acharya, *The End of American World Order*, Oxford University Press, 2015. ブレクジットとトランプ大統領当選後の２０１８年には、アチャリアは第2版を出版している。Amitav Acharya, *The End of American World Order* (Second Edition), Polity, 2018.

35 ミニラテラリズムが活性化している様子とその可能性について論じているものとして、C. Raja Mohan, "The Nimble New Minilaterals: small coalitions are a smart alternative to cumbersome multilateralism and formal alliances", *Foreign Policy*, Fall issue of 2023, 2023. このほか、アジア太平洋地域におけるミニラテラリズムの興隆とその安全保障へのインパクトと可能性について論じたものとして、Bhubhindar Singh and Sarah Teo (eds.), *Minilateralism in the Indo-Pacific: The Quadrilateral Security Dialogue, Lancang-Mekong Cooperation Mechanism, and ASEAN*, Routledge, 2020.

グローバル感染症の行方　【目次】

第一章

保健分野の多国間枠組みの変遷と行方

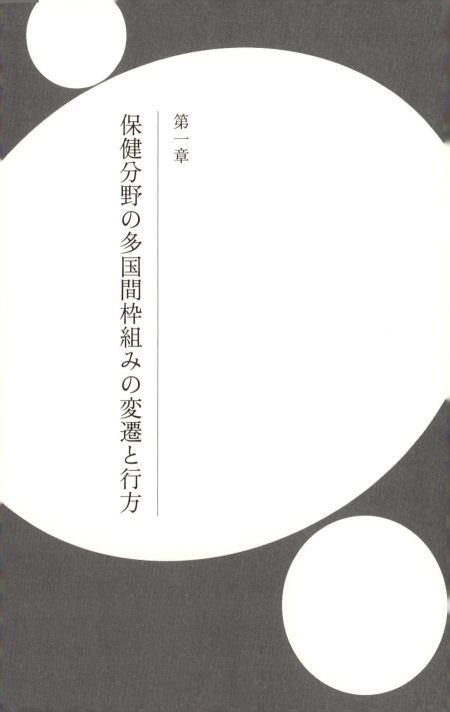

新型コロナパンデミックを長引かせた一つの要因は、ヘルス・ガバナンスの問題であった。本章では、グローバル・ヘルス・ガバナンスの歴史的な変遷と特徴を俯瞰したのちに、パンデミック下で明らかとなった問題点についても見ていきたい。歴史を紐解けば、19世紀から今日に至るまで、グローバルなレベルで感染症を管理する枠組みは、ある種の継続性を維持しつつも、環境の変化に柔軟に対応してきた経緯がわかる。本書執筆の時点で、ＩＨＲ（２００５）（国際保健規則）の改訂とパンデミック条約の策定に向けた交渉が行われているが、政治的な分断の深まりを反映して、交渉は難航している。ポスト・パンデミックの国際社会において、グローバルなレベルの協力枠組みはどのような方向を目指すべきなのだろうか？　本章では主に、ＩＨＲ（２００５）の変遷に焦点を当てて、論じていきたい。なお、本書ではパンデミック条約に関して、本書執筆時点で最新のドラフトである、２０２４年3月に公開されたドラフトに依拠している。

1．感染症対応の国際規則の歴史的変遷

人類社会が誕生して以降、ヒトは天然痘やペスト、コレラといった様々な感染症と付き合ってきた。ただし、国境を越える感染症に対して「共通の脅威」という認識を持ち、国際社会で、ある種の共同対処の枠組みが登場するのは19世紀になってからであった。帝国主義の拡大や貿易の拡大に伴い、国内ベースでの法整備や公衆衛生インフラの整備が行われ、それと並行して、19世紀後半から20世紀初頭の欧米で、現在の枠組みに連なる、国際的な枠組みが整備されていった様子の詳細は、前著で述べた通りである。[1]

そして、国際的な感染症対応の中で重要な役割を果たしたのが、19世紀末に成立した国際衛生協定（International Sanitary Conventions）であった。[2]当該協定のもとで加盟国には、領域内で特定の感染症（コレラとペスト、1912年に黄熱病が付け加わる）が発症した際には互いに通知する義務や、感染している船や人に対する共通の対処法が定められた。この国際衛生協定は、対象とする病気は限定的で、その権限も最小限のものであったが、ヘルス・セキュリティに対する純粋に国家的なアプローチから一歩を踏み出し、世界のヘルス・セキュリティに対する各国の責任の共有を具体化した、と評価されている。[3]国際衛生協定はその後、WHOに引き継がれ、国際環境の変動に伴って必要な改正をたびたび経ることとなるが、国際的な交通への干渉を最小限に抑えて、病気の国際的な広がりに対する最大限のセキュリティを確保するという趣旨は、現在に至るまでほとんど変化しておらず、その意味で国際衛生協定は戦後の感染症に関する法的基盤を築いたとも言える。[4]

戦間期には時代の変化に適合するべく、国際衛生協定はたびたび改正されてきた。第一次世界大戦後の1926年には、当時の海上交通量の増加を反映させた国際衛生協定が採択された。改正に際しての一つの特徴は、感染症の管理における地域局の役割が明記されたことであった。国際衛生協定の一つの特徴は、アジアや中東から感染症が広がる可能性に、具体的で詳細な注意を払っている点であり、1903年、1912年、1926年の協定には、非ヨーロッパ地域から広がる感染症の脅威に対処する多くの規定が含まれた。[5] また同時に、この時期は地域内保健協力がグローバルなレベルの協力に先行して発展した時期であった。アメリカ大陸に関しては、1902年に設立された汎米衛生局（Pan-American Sanitary Bureau）が域内の感染症の管理を担っており、アジアでは、1925年に国際連盟のもとに設立されたシンガポールの感染症情報局（The Far Eastern Bureau of the League of Nations Health Organization）が地域の感染症情報拠点としての機能を果たしていた。こうした地域内保健協力の進展を反映させ、また非ヨーロッパ地域からの感染拡大に備える目的で、1926年の協定では、各地域局が感染症情報の収集を行うことが規定された。[6]

ちなみにこの1926年の国際衛生協定は、第一次世界大戦前の協定と同様、五つの感染症（コレラ、天然痘、黄熱病、チフス、ペスト）が発生した場合に、各国政府が他国政府ならびにパリ国際公衆衛生事務局（Office International d'Hygiène Publique：ＯＩＨＰ、１９０７年に設立された史上初の保健に関する国際的な組織）に対して速やかに通知することを義務付けていた。この協定の交渉が行われた時期は、スペイン風邪（インフルエンザ）の世界的流行の記憶も新しかったが、インフルエンザをこの協定の対象に含める提案は実現しなかった。当時において、この協定は、主要な感染症を効果的に防ぐことを目的とするものであり、対象を拡大することで余計な義務を負いたくないという意向を多くの関係国が有していたからだ。[7]

その後、１９３０年代に入ると、航空交通の増大に伴い、船舶のみならず航空交通を視野に入れた協定の必要性が認識され、１９３３年に「航空交通に関する国際衛生協定（International Sanitary Convention for Aerial Navigation）」が発効した。[8] 第二次世界大戦中にも戦時中の感染症対応や航空交通の拡大に対処する必要性から、１９４５年に新たな協定が発効している。[9]

戦後、国連のもとに新たにＷＨＯが設立されると、戦前に存在した複数の国際衛生協定は、ＷＨＯのもとに置かれた。戦前の国際衛生協定は、個々別々に締約され、協定の管理・運営が非常に煩雑であったことが問題であった。ＷＨＯは以上の問題点を克服すべく、新たな手続きを導入した。まず、１９５１年にはＷＨＯのもとで、戦前に存在した12の国際衛生協定を一つの国際衛生規則（International Sanitary Regulations：ＩＳＲ（１９５１））に統合し、ＷＨＯという唯一の国際機関がその運営にあたることとなった。ＩＳＲ（１９５１）は当時の世界的な感染症状況を反映し、コレラ、ペスト、回帰熱、天然痘、チフス、黄熱病を対象とするものであった。[10]また、WHOには、国際防疫に必要な規約を採択する権限が付与され、採択される規約は加盟国が受け入れない旨を表明しない限り、自動的に加盟国に対して効力を発するものとなった（WHO憲章第19条）。こうしてWHOのもとで、感染症対応の法的枠組みは効率的かつユニバーサルな枠組みへと進化を遂げることとなった。[11]

1969年の世界保健総会でISR（1951）は改正され、名称もIHR（国際保健規則）と変更された。その後、IHRは1973年にも改正され、天然痘の根絶を受けて、1981年にも再度改正され、その対象がコレラ、黄熱病、ペストの三つの病気となった。[12]

2. 国際環境の変容と既存の枠組みの限界

(1) 環境の変化

このように、国際衛生協定とその後の一連の国際規則は、20世紀以降のグローバルなレベルでの感染症の管理において重要な役割を果たしてきたと言える。他方、その枠組みは冷戦終結に伴う国家間交流の増大、それに伴う世界各地での新興・再興感染症の増加に伴い、変化を余儀なくされてきた。[13]

大きな転換点となったのは新興感染症ＨＩＶ／エイズの流行であった。１９８１年に最初の症例が報告されたＨＩＶ／エイズの流行は、人権への配慮など細やかな対応を要するものであり、既存の協力体制の欠陥を世界に認識させることとなった。[14] また、感染症の流行が必ずしも途上国に限られたものではなく、先進国を含む世界のすべての地域で発生しうるものだということも広く認識された。つまり先進国を含む世界的な安全保障の課題として、感染症の問題が位置付け直される契機となったのだ。実際、こののちに、感染症問題が国連安保理[15]やＧ７／８首脳会議などハイレベルな枠組みで扱われる機会は格段に増えた。いわゆる、保健問題の安全保障化（securitization of health）がこの時期、大きく進展したのだ。[16] このほか、戦後の人権や環境の領域で、国際的な法制度が整備されていったことも既存の体制の変化を促したと指摘されている。[17]

このような変化の中で、感染症対応の既存の国際枠組みは、変化を余儀なくされた。ＨＩＶ／エイズや新型インフルエンザなど、戦後の国際社会において新たな感染症が登場しているにもかかわらず、既存のＩＨＲでは特定の感染症しか対象としていないことも問題となった。このほか、インターネットや電子メールなど、情報通信技術の発達により、様々な主体から迅速に世界各地の感染症情報が入手できるようになったにもかかわらず、こういった環境の変化にＩＨＲが対応していないことも問題視された。こうして、冷戦終結後のアメリカのリーダーシップに主導される形で、[18]１９９５年にＷＨＯはＩＨＲの改正手続きに入り、２００５年の世界保健総会において、ＳＡＲＳの衝撃の中でＩＨＲ（２００５）が採択された。[19]

(2) ＩＨＲ（2005）の特徴

ＩＨＲ（２００５）の特徴は第一に、国とグローバルという複数のレベルでの報告体制を強化したことである。ＩＨＲ（２００５）では、ＷＨＯに加盟する１９６すべての国に対して、新たな流行を迅速に検出、報告し、対応するための「中核的な（core）」キャパシティの開発・強化を義務付けている。[20]さらに各加盟国にはナショナル・フォーカル・ポイント（national focal point）と呼ばれるＷＨＯとの連絡窓口を設けることを求めた。東京大学先端科学技術研究所の武見綾子はこの要請を、国内の保健関連部門と国際機関を直接につなぎ、より安定的な情報共有を可能にする改革だと評価する。[21]またＩＨＲ（２００５）は、ＷＨＯ事務局長に国際的な感染拡大のリスクをもたらす異常事態に際して「ＰＨＥＩＣ（国際的に懸念される公衆衛生上の緊急事態）」を宣言する権限を付与することで、ＷＨＯに対しても大きな権限を与えた。[22]

第二に、その報告対象が大幅に拡大されたことである。特定の感染症ではなく、国際的に見て緊急性の高い公衆衛生上の事象（人為的なバイオテロを含む）へと対象が拡大された。またそのような対象の拡大に伴い、非公式情報の利用などアプローチにも変更が見られた。[23] これはグローバル・ヘルス・セキュリティを実現しようというWHO加盟国の意向の表れだったとデイヴィッド・P・フィドラーは評価する。[24]

第三は公衆衛生上、必要な措置を講じる場合、例えば旅行者への医療検査やワクチンの接種には事前のインフォームドコンセントを条件とするなど、人権に配慮した記載が加えられたことである。これにより、感染症をめぐる協力は保健という特定の領域を越えて人権、安全保障など他領域にも複合的に跨るガバナンスとしての性格を強めることとなった。

第四は、加盟国に対してパンデミックの際の報告義務に加え、公衆衛生上の危機への対処能力を高めることなど、新たな義務が課せられたことである。

ＩＨＲ（２００５）はあくまで国際規則であり、締約できるのは国家に限られ、締約国の義務の上に成り立っているが、その運営においては非国家アクターが役割を増大させ、人権、安全保障など分野横断的な広がりを見せている。他方で、ＩＨＲ（２００５）には依然補強されねばならない点がいくつも存在してきた。最大の課題は、ＩＨＲ（２００５）のもとで拡大された加盟国の義務を、いかにして遵守させるかということである。そもそも主権国家体制のもとでは、加盟国に国際的な法令遵守を徹底させることはできない。罰則が伴わない中で、加盟国が規則の義務を正確に遵守するとは限らないし、そもそも、国内リソースが不十分であるため、公衆衛生上の危機への対処能力を高めることができない国も多く存在する。だとすれば、そのような国でパンデミックを含む健康上の危機が生じた場合、世界的なレベルでのコントロールは、一層難しくなる。ローレンス・ゴスティンも現行の法的な枠組みは、「国家の自己報告と評価に大きく依存しており」、事件の「透明性のある報告メカニズムが欠如している」と指摘する。[25] このようなIHR(2005)の欠陥を埋めようという独自の動きも広がる。[26] エボラ出血熱後の2016年にはWHOのもとにIHR(2005)で定められている各国のコア・キャパシティを監視する共同外部評価(Joint External Evaluation：JEE)が設立されたが、資金不足もあり、十分に任務を果たしているとは言い難い状況だ。[27] 2014年エボラ出血熱の流行、2020年に始まる新型コロナパンデミックは、まさにこうした既存の体制の弱点を暴くこととなった。[28] 中でも、次の2点の問題は特筆に値する。

3. 新型コロナパンデミックによって明らかとなった問題点

第一は、感染症対応という問題が非常に複合的な性格を持ってきていることだ。戦後の国際社会では、科学技術の発展により、感染症は主に途上国の問題として認識されてきた側面があった。例えばロンドン大学衛生・熱帯医学大学院学長で、1990年代に国連合同エイズ計画（The Joint United Nations Programme on HIV/AIDS：UNAIDS）の初代事務局長を務めたピーター・ピオット（Peter Piot）は著書の中で、1970年代に感染症の研究をしたいと話すと、上司の研究者に「感染症研究に未来はない」と言われた話を紹介し、当時において感染症が研究対象として興味深いものとはみなされていなかった様子を述懐している。[29] 戦後の国際社会では、ペニシリンやワクチンの登場・発達もあり、主に先進国では、感染症は重要なイシューとは考えられなかったのだ。

しかし、そのような様相はその後、一変する。耐性菌の問題は言うに及ばず、近年では気候変動、都市化、ソーシャルメディアを通じた誤情報の拡散等、非生物学的要因によって病気が広がる、あるいはワクチンで予防できる病気が広がりをみせるケースも増えており、対策や対応に関しても、多角的なものが必要となっている。その必要性を改めて認識させ、既存の体制ではそうした要請を満たしていないことが、新型コロナパンデミックでは明らかになったと言える。実際、新型コロナは人獣共通感染症であり、ヒトのみならず、動物や地球の健康をともに考える視点の重要性が改めて浮き彫りとなった。またパンデミックの最中には、誤情報の拡散によるワクチン忌避も各国で問題となった。[30]

アメリカのウイルス学者ピーター・J・ホッテズ（Peter J. Hotez）はその著書の中で、今日、とりわけ2015年以降の世界は、気候変動や戦争、政情不安、都市化、貧困、ナショナリズムやポピュリズムの進展といった非生物学的要因から、新興・再興感染症の一層の危機に晒されてきたと論じている。[31] 感染症の問題に対処するためには、医学という一専門分野によるアプローチでは不十分であり、複数の領域がともにアプローチしていくことが今まで以上に求められている。[32]

地政学的動向の影響もパンデミック対応に大きな影を落とした。フィドラーは、中国やロシアによるアメリカの覇権への挑戦が、2014年頃から世界的なグローバル・ヘルスの対応にも影響を与えるようになっており、それが最も体系化されて現れたのが新型コロナパンデミックの対応だったと指摘する。2014年のエボラ出血熱の流行と違い、双方に打撃を与えた新型コロナを米中はともに、地政学的に重要な出来事として捉えたと指摘する。[33]

冷戦終結までの間、保健の問題はいわゆるハイポリティックスに参入することは稀であったと様々な論者が論じている。[34] 他方、冷戦終結後のパワーバランスの変化のもとで、健康問題の位置付けが変化した。既述の通り、アメリカをはじめとする先進国は、現在ではＨＩＶ／エイズを含む感染症を国家的および国際的な安全保障上の脅威として位置付けるようになったが、これにより、保健の問題は、国際関係と深くリンクするようになったとフィドラーは指摘する。[35]

このウイルスの影響が特定の地域と国に限定されていた時には、国際協力の余地は残されていた。例えば２０２０年2月７日、当時のドナルド・Ｊ・トランプ（Donald J. Trump）大統領と習近平国家主席が電話会談をした際、トランプ大統領は中国の対応を完全に支持する、アメリカには中国への専門家の派遣など、様々な支援を行う用意があると申し出ていた。[36] この時期、すでにトランプ大統領のアドバイザーたちは、中国からの渡航禁止など、感染対策を取るように大統領に勧めていたとされるが、２０１９年秋には米中貿易交渉が部分的に合意に達していたこともあり、同年11月に控えていた大統領選挙でその成果を国民に評価してもらうためにも、トランプ大統領は、中国との関係に水を差すことに慎重だったと指摘されている。[37] ２０２０年3月26日にもトランプ大統領は習近平国家主席と電話会談を行った。この時点ですでに米中間の緊張は高まっていたが、トランプ大統領は「自分個人としてもアメリカ国民も中国の人々を愛しており、中国からやってくる人々が悪く扱われることを決して容認しない」と、中国に寄り添うような発言をしている。[38] 3月27日には、アメリカ国内でマスク不足が懸念される中で、ジャレッド・クシュナー（Jared Kushner）大統領補佐官が当時の中国大使に電話をしている。[39]

しかしその後、アメリカ側の態度は硬化していく。3月半ば以降、アメリカで感染者数が劇的に増加していく中で、トランプ大統領が新型コロナのことを「中国ウイルス」と呼び始めた。これにより、以降、トランプ政権のスタッフが中国に対する態度を硬化させることになったと、米ジャーナリストのボブ・ウッドワード（Bob Woodward）は指摘している。[40] トランプ大統領は2020年4月、WHOが「あまりにも政治的で、中国寄りである」と批判し、WHOに対する拠出金を停止すると述べた。そして7月初旬には国連に対し、WHO脱退を正式に通告した。[41] 対する中国の王毅外相は「新型コロナを懸命な努力により管理した」、「新型コロナの問題を政治化し、WHOを中傷するものがいる」と暗にアメリカを指しつつ反論した。[42]

総じて、ライバル関係にあった米中は、パンデミックへの対処においても、その政治的な競合を反映させたと指摘されている。[43] アメリカ側はウイルスの発生と広がりを中国の政治体制と指導者によるものだという構図を立て、一方の中国も、その対応は自身の想定する国際的地位を大いに反映させるものであり、地政学的な意図が滲み出るものであったと指摘されている。[44]

これは米中に限られない。例えば、渡航制限をめぐる判断に、中国との関係を悪化させたくないという政治的な配慮を行った国があったことなど、パンデミックへの対応には随所で政治的な考慮が見受けられ、その対応には国際関係が大きく反映された[45]。また、未曾有の危機のもと、各国でナショナリズムが高揚したことは国内レベルでの様々な対応を可能にしたが、国際的に見れば、国際協力の可能性を狭めることにもつながった[46]。

武見綾子は、新型コロナパンデミック下では、安全保障概念の内部の様々な分類——国防としての狭義の安全保障に加え、人間の安全保障を含む広義の安全保障——の境界が相対化されたと指摘する[47]。中国との経済的あるいは軍事的緊張の高まりの中で、アメリカにとっての狭義の安全保障が、新型コロナの感染拡大の中で、感染症対策という領域と境界をあいまいにしていった様子が、以上のエピソードからは明らかだろう。

4. 地政学的動向と連動する改革動向

感染症は国際社会共通の重要なイシューであり、望ましくは各国が手を取り合って、感染症対応の制度を見直し、再構築することが求められる。しかし国際機関の主導力の低下、地政学的動向の影響を受けて、なかなかその動きは円滑には進んでいない。次では具体的な改革の提案と交渉の現状を見てみよう。

(1) WHO改革

新型コロナ対応でWHOの対応が世界から批判を浴びたことは繰り返すまでもない。WHO事務局長の動向にも批判の目が向けられ、信頼と評判を低下させた組織の勧告は、的確に守られなかった。WHOのパンデミック対応の外部評価を実施するべく、2021年5月には独立調査パネルによる調査報告書が提出された。[48] もっとも、WHOが改革を行うのはこれが初めてではなく、最近では、エボラ出血熱の大流行ののちに様々な改革が行われた。2015年には、健康上の世界的な危機に際して資金を迅速に動員するための緊急事態対応基金（Contingency Fund for Emergencies）が設立された。2016年にはWHOは緊急事態に直面している国、あるいは復興途中の国に迅速な支援を提供する目的で、国連のその他の機関やNGOとの柔軟な協力を視野に入れた、WHOの保健緊急プログラム（WHO Health Emergencies Programme：WHE）を設置した。[49]

2021年5月にWHOに出された独立調査パネルの報告書には、短期的・長期的な改革の提案がなされている。短期的な提案としては、ワクチンが確保できる、あるいは製造能力のある先進国はCOVAXへの関与を強めること、2021年9月までに少なくとも10億回分のワクチンを、2022年半ばまでにさらに20億回分のワクチンを、各国の政府開発援助（Official Development Assistance：ODA）やドナーからの拠出金により、ワクチンを供給・輸送する枠組みであるCOVAX AMC（COVAX Advance Market Commitment）に提供すべきこと、WTO（世界貿易機関）とWHOは会議を開催して、ワクチン製造技術移転、ライセンス生産に向けた仲介を行うべきこと、途上国の検査と治療に必要な物資（人工呼吸器やPCR検査など）の増産を図るべきこと、WHOがパンデミックの収束にむけた具体的なロードマップを作成すべきことなどが挙げられた。

一方、長期的な提案としては第一に、感染症対応が国際社会の重要な課題であることを踏まえ、感染症対応を可能な限りハイレベルで取り扱うことが推奨された。より具体的には、政治的対応の必要性を指摘した上で、健康危機に特化した理事会（Global Health Threats Council）を設立すべきこと、パンデミック条約を策定すべきことなどが提案された。

長期的な提案の第二としては、WHOの独立性、権限、財政システムを強化すべきことが挙げられた。より具体的には、財政が十分ではない現状を踏まえ、加盟国の分担金の割合をWHO全体の予算の3分の2に高め（現状では12％程度）、WHOの財政的自立性を高めること、また、WHO事務局長の任期を現在の一期5年（×二期＝10年が最長）ではなく、再任不可の一期7年とすることで、権限と自律性を高めること、WHOによる規律の強化、とりわけプリペアドネス（備え）強化に向けたガイダンス機能を強化すべきこと、WHOの緊急対応能力を強化すべきこと、WHOスタッフの採用にあたっては質とパフォーマンスを優先すべきこと、特に高官レベルでは採用基準を遵守し、政治的な登用をやめることなどが提案された。

長期的な提案の第三としてはグローバル、国、地域の各レベルでのプリペアドネスを高めるための投資の強化が課題とされた。各国はWHOが提示する基準やターゲットに即して、国内のプリペアドネスを6か月以内に見直すべきことや、WHOは各国のプリペアドネスの相互評価を定期的に行うシステムを制度化すべきことなどが具体的に提案された。

第四は、感染症の動向を監視する新たなサーベイランス（検出、監視、管理の体制）、アラートシステムを設立すべきことが提案された。これに関連して、WHOがパンデミックにつながりうる緊急性の高い情報を加盟国の同意を得ずに公開する権限、WHOがすべての国でパンデミックになりうる病原菌・病原体の調査を行える権限を付与すべきこと、一方で、PHEICの認定は客観的で明白な公表可能な基準にもとづいて行われるべきであり、宣言の際には各国が何をすべきか具体的な指針を与えるべきだとも提案された。このほか、感染症対応のリソースへのアクセスギャップが生じた経緯を踏まえ、必要物資を事前に協議できる枠組みを形成すべきこと、製造と調達に関する地域的な能力強化も謳われた。さらに、パンデミックへの備えと対応のための新しい国際資金枠組みを設置すべきことも提案された。

いずれも、ガバナンスを強化するために必要な提案であるが、実行には各国の支持と政治力が必要である。WHO加盟国の分担金の増資については2022年5月の世界保健総会ですでに合意がなされたし[50]、2023年9月の国連総会では、保健に関するハイレベル会合が開催された。[51]他方、以上の提案の中には、事務局長の任期など、具体化されていない項目もある。

(2) IHR(2005)の改正、パンデミック条約の交渉

既述の独立調査パネルの報告書にもある通り、改革の一つの柱はIHR(2005)の改正と新たなパンデミック条約の策定であった。特にIHR(2005)に関しては、パンデミック下で履行の不十分さが散見された。IHR(2005)の第6条では、加盟国が国内の公衆衛生上の出来事について、評価後、24時間以内にWHOに報告する義務が明記されているが、新型コロナのアウトブレイクに際しては適切に守られなかった。また、オミクロン株の出現時など、WHOはIHR(2005)にもとづき、国際交通および取引に対する不要な阻害を回避する目的で、たびたび渡航規制の撤廃や緩和を加盟国に勧告してきたが、それが実行に移されることはほとんどなかった。規則の履行を強制するような仕組みが存在せず、あくまで各国の自発的な協力に依拠する仕組みの限界が明らかとなった形だ。[52]

また新型コロナのパンデミックでは、既述の通り、感染症対応における領域の複合性も明らかとなった。ワクチンの国際的な分配に関してはＷＴＯの関与も必要だし、感染症の発生には動物の生態や気候変動も深く関わっている。つまり、既存の枠組みを越える包括的な枠組みが必要となっているのだ。こうして２０２１年11月のＷＨＯでの合意をもとに、ＷＨＯはパンデミック条約の策定とＩＨＲ（２００５）改正へと動き出した。[53] 既述の通り、20世紀初頭以降も、地域内保健協力が先行して発展する中で、国際衛生協定が地域間共通の規範を提供し続けてきた。その基軸を引き継ぎつつも、変容する国際環境に柔軟に対応できる新たな規範の制定や見直しが必要である。国際社会の分断が深まる中でも、新たな法体系の必要性とＩＨＲ（２００５）改正に合意がなされたのは、そうした認識がいまだに共有されていることを顕著に示している。国際社会の政治的分断は深まる一方だが、感染症の領域では、多くの新興・再興感染症が近年、世界各地で発生していることを鑑みれば、グローバルなレベルでの感染症協力を模索する意義は、なおも存在すると言える。「国際社会にとって大きな試練は、いつ競争し、いつ協力するかを適切に見極めることだ」という指摘もある。[54]

他方、実際の交渉作業は円滑とは言えない。元々パンデミック条約はＥＵの提案から始まったが、中露を含む各国も交渉には前向きな姿勢を示してきた。[55] ロシアに関しては、２０２２年２月のウクライナ侵攻以降も、例えば同年５月の世界保健総会で、ロシアが力を入れてきた非感染症疾患に関して、「ロシアはＷＨＯの信頼できるパートナーだ」と述べ、また２０２２年には独自のＩＨＲ改正案を出すなど、[56] 比較的積極的に関与していると言える。他方、病原体へのアクセスと利益分配システムについて、あるいは技術移転のあり方をめぐって、後述の通り、主に先進国と途上国の間で立場の違いが続いている。[57]

(3)グローバルな枠組みの刷新を阻むもの

第二次世界大戦後、保健協力を含む機能的国際協力は、創設者たちによって国際安全保障の基盤となることを期待された。「非政治的」な協力の積み重ねが、「政治的」な領域の合意の土台となるのではないかという期待である。[58] しかし、脅威が多様化した今日において、感染症をめぐる協力を「非政治的」と位置付けることはもはや不可能であり、地政学的な動向との連動を免れえない。新型コロナの発生源をめぐる米中の応酬は継続し、ロシアによるウクライナ侵攻も、ヘルス・ガバナンスに影を落としつつある。ロシアとウクライナ双方をメンバーとするＷＨＯ欧州地域局では、モスクワに置かれていたＷＨＯのオフィスをデンマークのコペンハーゲンに移管することが決まった。[59] ２０２３年５月には、ＷＨＯ執行理事会のメンバーを選出するにあたって、ロシアがウクライナの指名を拒んだために混乱が見られた。[60] ２０２２年のＷＨＯの世界保健総会に続き、2023年5月の世界保健総会でも、ウクライナにおけるロシアの暴力を非難し、医療施設に対する攻撃の停止を求める決議が採択された。2024年1月時点で、ロシアも中国も、IHR改正ならびにパンデミック条約の交渉に参加しているが、条約をめぐっては、各国の立場の違いを反映して、2024年5月の交渉妥結を不安視する声も現場からは漏れている。[61]

また懸念材料は交渉過程そのものだけではない。交渉に関する様々な誤情報がインターネット上で拡散され、万が一、成立した場合にも、各国における批准プロセスに大きな影響を及ぼす可能性がある。アメリカでは保守派の議員・元議員、あるいは著名人、[62]インフルエンサーを中心に、パンデミック条約に関する誤情報の拡散が見られる。例えば、パンデミック条約の草案（ゼロ・ドラフト）の公表後、「パンデミック条約によってWHOがアメリカの保健政策または国民保健緊急対応行動を指示する権限を持つことになる」、「WHOが各国にロックダウンを課し、主権を制約しうる」などといった、論拠のない誤情報がSNS上で拡散した。[63]共和党の上院議員やジャーナリストからの発信が多く、アメリカの交渉姿勢、あるいは将来的な批准の過程に大きな影響を与える可能性があると思われる。アメリカのみならず、各国でも同様の現象が確認されている。[64]

誤情報拡散の原因は、「国際機関への不信」と「国際法に関する根本的な誤解」だとゴスティンは指摘する。[65]国際法に関する基本的な知識があれば、たとえパンデミック条約が成立した場合にも、実施の運用に際しての裁量は各国に委ねられる（委ねるしかない）ということは容易に理解できるものだが、インターネットが持つ情報の拡散力によって、この当たり前の認識が掻き消され、全く根拠のない誤情報が拡散していく現状は、科学と科学者、安全保障への脅威であると同時に[66]、保健分野の多国間主義の未来にも暗い影を落としている。

5. 保健をめぐる多国間主義の行方

以上の通り、グローバルなレベルで感染症に備え、対処するための制度枠組みは、パンデミック下で様々な問題点を露呈し、それを修正・補強しようという動きが目下進められているが、そこには多くの壁が立ちはだかる現状がある。

既述の通り、目下のパンデミック条約交渉は決してスムーズではないが、それでもなお、グローバルなレベルでの協力の枠組みは重要であることに変わりはない。国際社会の中で、中心軸となる規範やルールを整備し、提供する役割が期待されるからだ。例えば、インドのハイデラバード大学助教のランジー・クマー・デフイ（Ranjit Kumar Dehury）は、パンデミック対応におけるＷＨＯの役割を批判的に論じながらも、今後のグローバルなレベルでのヘルス・セキュリティにおけるＷＨＯの継続的な必要性を論じている。[67]実際、２０２１年11月の世界保健総会特別セッションにおいて、パンデミック条約を起草し、交渉するためのプロセスを開始することに加盟国が合意したことは、時代の要請に見合った新たな枠組みを作ることが、世界の総意であることを示している。[68]

ＩＨＲ（２００５）改正とパンデミック条約策定に向けた交渉が国際政治にポジティブなインパクトを与えるとの見方もある。本書執筆の時点で、ＩＨＲの改正作業とパンデミック条約の策定作業が同時並行的に行われており、公平性の原則など一部のイシューは双方で同時に議論の対象となっている。パリ政治学院のオーリアン・ギルバード（Auriane Guilbaud）は、こうした現状は、多国間主義の復活のためには、法的手段に関する交渉が重要であることを示していると指摘する。[69]キックブッシュも、グローバル・ヘルスの正当な秩序は依然、多国間主義に存在し、パンデミック条約の交渉が世界保健総会で提案されたことで、多国間主義におけるＷＨＯの役割が改めて明らかとなったと指摘する。[70]

そもそも保健分野における多国間主義の強靱さとは、様々な変化に耐えてきた点に見出せるという指摘もある。[71]本章で見てきた通り、ＩＳＲとＩＨＲは時代の変化、時代の要請に細やかに対応しながら、たびたび変化を遂げてきた。その延長線上で、パンデミックが明らかにした既存の枠組みの欠陥と真摯に向き合い、必要であれば、新たな法整備を進める必要があるだろうし、それが保健分野における多国間主義を維持する上で必要な作業であると言える。

ただし、昔と違って、地政学的な動向が直接的に保健分野の多国間主義に影響を与えるようになった今、その取り組みには、今までにはない工夫が必要となってくる。次章以降ではその詳細を論じていきたい。

注

1 詫摩佳代『人類と病——国際政治から見る感染症と健康格差』中央公論新社、２０２０年、序章、第1章、第2章。

2 David P. Fidler, "From International Sanitary Conventions to Global Health Security: The New International Health Regulations", *Chinese Journal of International Law*, Volume 4, Issue 2, 2005.

3 Lawrence O. Gostin, *Global Health Security: A Blueprint for the Future*, Harvard University Press, 2021, chap.7.

4 Fidler, op.cit.; 詫摩佳代「感染症への国際的対応の歴史」『国際法外交雑誌』１２０巻1・2号合併号、２０２１年。

5 Fidler, op.cit.

6 Kayo Takuma, "The Far Eastern Bureau of the League of Nations: Linking the Regional and International Orders Through Health Work", in Christpher Hughs and Hatsue Shinohara (eds.), *East Asians in the League of Nations: Actors, Empires and Regions in Early Global Politics*, Palgrave MacMillan, 2023, chap.4.

7 P. G. Stock, "The International Sanitary Convention of 1944", *Proceedings of the Royal Society of Medicine*, vol.309, 1945.

8 Ibid.

9 Ibid.

10 WHO Eastern Mediterranean Region, "IHR", https://www.emro.who.int/international-health-regulations/about/background.html

11 詫摩、前掲、「感染症への国際的対応の歴史」。

12 WHO Eastern Mediterranean Region, op.cit.

13 Ibid.

14 詫摩、前掲書、第3章。

15 UNSC Resolution 1308(2000), "The responsibility of the Security Council in the maintenance of international peace and security: HIV/AIDS and international peacekeeping operations".

16 John W. Dietrich, "The Politics of PEPFAR: The President's Emergency Plan for AIDS Relief", *Ethics & International Affairs*, 21-3, 2007.

17 Fidler, op.cit.

18 Ibid.

19 安田佳代「国際感染症レジームの変容と課題」『国連ジャーナル』２０１６年秋号。

20 Gostin, *op.cit.*, introduction & chap.7. これらの「キャパシティ」には具体的に⑴国内での立法、政策、資金調達、⑵国内のフォーカル・ポイント、⑶通知、⑷計画とリスクコミュニケーション、⑸公衆衛生インフラの整備が含まれる。ただし、ＩＨＲ（２００５）のもとでは、このコア・キャパシティに関して、各国の自己評価を義務付けているため、ＷＨＯは各国の履行状況を監視したり、制裁を課すといった権限をほとんど持たない。

21 武見綾子「国際保健規則とグローバル保健ガバナンスの構造」45～6頁、城山英明編著『グローバル保健ガバナンス』東信堂、２０２０年、第2章。

22 Gostin, *op.cit.*, chap.7, p.141.

23 *Ibid*, chap.9, p.181.

24 David P. Fidler, "The covid-19 Pandemic, Geopolitics, and International Law", *Journal of International Humanitarian Legal Studies*, 11, 2020.

25 Gostin, *op.cit.*, 2021, chap.4 p.80.

26 *Ibid*, chap.4, p.70.　米国主導のグローバル・ヘルス・セキュリティ・アジェンダ（ＧＨＳＡ）は、このようなＩＨＲ（２００５）下での各国のコンプライアンスの問題を克服し、リスク評価とウイルス等の監視・緊急対応能力など、各国のバイオ・セーフティ・システムを改善することを目的として設計された。

27 *Ibid*, chap.7, p.143.

28 詫摩、前掲書、第3章。

29 Peter Piot, *No Time to Lose: A Life in Pursuit of Deadly Viruses*, W. W. Norton & Company, 2012, p.6.

30 ネット上の誤情報のワクチン接種へのインパクトを検討した研究として、Ingjerd Skafle, Anders Nordahl-Hansen, Daniel S. Quintana, Rolf Wynn and Elia Gabarron, "Misinformation About COVID-19 Vaccines on Social Media: Rapid Review", *Journal of Medical Internet Research*, 24-8, 2022; Sun Kyong Lee, Juhyung Sun, Seulki Jang and Shane Connelly, "Misinformation of COVID-19 vaccines and vaccine hesitancy", *Scientific Reports*, vol.12, 2022 など。

31 Peter J. Hotez, *Preventing the Next Pandemic: Vaccine Diplomacy in a Time of Anti-science*, Johns Hopkins University Press, 2021.

32 ピーター・J・ホッテズ著、詫摩佳代訳『次なるパンデミックを防ぐ 反科学の時代におけるワクチン外交』白水社、２０２２年、補章「ポストコロナのグローバル・ヘルス向けて――ホッテズ博士へのインタビュー」

33 Fidler, op.cit., "The covid-19 Pandemic, Geopolitics, and International Law".

34 Ronald Labonte and Michelle L. Gagnon, "Framing Health and Foreign Policy: Lessons for Global Health Diplomacy",

Global Health 14, 2010; Jeremy Youde, "High Politics, Low Politics, and Global Health", *Journal of Global Security Studies* 157, 2016. このほか、詫摩、前掲書でも１９３０年代の日本と国際連盟の保健協力、冷戦期の米ソの保健協力に触れている。

35 Fidler, op.cit., "The covid-19 Pandemic, Geopolitics, and International Law".

36 Ministry of Foreign Affairs of the People's Republic of China, "President Xi Jinping Had a Phone Call with US President Donald Trump", 7 February 2020, https://www.fmprc.gov.cn/mfa_eng/gjhdq_665435/3376_665447/3432_664920/3435_664926/202002/t20200207_590888.html

37 Colin Kahl and Thomas Wright, *Aftershocks: Pandemic Politics and the End of the Old International Order*, St. Martin's Press, 2021, p.2

38 Bob Woodward, *Rage*, Simon & Schuster, 2020, pp.290-291.

39 *Ibid*, pp.292-293.

40 *Ibid*, p.295.

41 Zachary Cohen, Jennifer Hansler, Kylie Atwood, Vivian Salama and Sara Murray, "Trump administration begins formal withdrawal from World Health Organization", 8 July 2020, *CNN*.

42 Fuat Kabakci, "China: COVID-19 outbreak under control", 15 May 2020, *Anadolu Agency*, https://www.aa.com.tr/en/asia-pacific/china-covid-19-outbreak-under-control/1842618

43 Fidler, op.cit., "The covid-19 Pandemic, Geopolitics, and International Law".

44 Ibid.

45 Kahl and Wright, *op.cit.*

46 Harris Mylonas and Ned Whalley, “Pandemic Nationalism”, *Nationalities Papers*, 50-1, 2022.

47 武見綾子「新型コロナウイルス対応における安全保障的側面の顕在化とマネジメントの課題」、城山英明編著、前掲書、補論1。

48 Independent Panel for Pandemic Preparedness and Response, “COVID-19: Make it the Last Pandemic”, May 2021, https://theindependentpanel.org/wp-content/uploads/2021/05/COVID-19-Make-it-the-Last-Pandemic_final.pdf

49 Gostin, *op.cit.*, chap.7, pp.143-144.

50 WHO, “World Health Assembly agrees historic decision to sustainably finance WHO”, 24 May 2022, https://www.who.int/news/item/24-05-2022-world-health-assembly-agrees-historic-decision-to-sustainably-finance-who

51 FAO, “The new Political Declaration of the United Nations General Assembly High-Level Meeting on Pandemic Prevention, Preparedness and Response. A landmark recognizing One Health in International Law?”, 24 January 2024, https://www.fao.org/legal-services/resources/detail/en/c/1656412/

52 秋山信将「グローバル・ヘルスレジームにおける調査・検証権限の制度的考察」日本国際政治学会編『国際政治』２１１号、２０２３年。

53 WHO, “World Health Assembly agrees to launch process to develop historic global accord on pandemic prevention, preparedness and response”, 1 December 2021, https://www.who.int/news/item/01-12-2021-world-health-assembly-agrees-to-launch-process-to-develop-historic-global-accord-on-pandemic-prevention-preparedness-and-response

54 Ricard Horton, “Offline: Why we must make peace with China”, *The Lancet*, vol.401-10375, 2023.

55 *Reuters*, “U.S., China positive on pandemic treaty idea: WHO's Tedros”, 30 March 2021, https://www.reuters.com/article/

us-health-coronavirus-treaty-members-idUSKBN2BM10T

56 WHO, "Proposed Amendments to the International Health Regulations (2005) submitted in accordance with decision WHA75(9) (2022)", 2022, https://apps.who.int/gb/wgihr/pdf_files/wgihr1/WGIHR_Submissions-en.pdf

57 WHO, "Zero draft of the WHO CA+ for the consideration of the Intergovernmental Negotiating Body at its fourth meeting", A/INB/4/3 1 February 2023, https://apps.who.int/gb/inb/pdf_files/inb4/A_INB4_3-en.pdf

58 Kayo Takuma, "The Diplomatic Origin of the World Health Organization: Mixing Hope for a Better World with the Reality of Power Politics", Tokyo Metropolitan University, *Tokyo Metropolitan University journal of law and politics*, 57-2, 2017.

59 *POLITICO*, "European countries succeed in yearlong push to relocate WHO Moscow office", 15 May 2023, https://www.politico.eu/article/europe-succeed-year-long-push-relocate-who-moscow-office-non-communicable-diseases-copenhagen/

60 Jenny Lei Ravelo, "Russia-Ukraine spat disrupts World Health Assembly", *DEVEX*, 26 May 2023, https://www.devex.com/news/russia-ukraine-spat-disrupts-world-health-assembly-105604

61 *POLITICO*, "Why the world's first pandemic treaty may never happen", January 2024, https://www.politico.eu/article/pandemic-treaty-negotiations-countries-risking-failure-covid-who-sharing-mechanism/

62 *Le Figalo*, "L'OMS accuse Elon Musk, sans le nommer, de《fake news》sur le projet d'accord contre les pandemies", 23 Mars 2023, https://www.lefigaro.fr/flash-actu/l-oms-accuse-elon-musk-sans-le-nommer-de-fake-news-sur-le-projet-d-accord-contre-les-pandemies-20230323; Reuters, "Elon Musk, WHO chief spar on Twitter over U.N. agency's role", 23 March 2023, https://www.reuters.com/world/elon-musk-who-spar-twitter-over-un-agencys-role-2023-03-23/

63 Sergio Imparato and Sarosh NagarJan, "The WHO's new pandemic treaty is good for the world – and the U.S.", *Stat News*, 20 January 2023, https://www.statnews.com/2023/01/20/new-pandemic-treaty-good-for-world-and-america/

64 例えばフランスでは以下のような記事も出ている。*20 minutes*, “Un plan pandemie《cache》? Non, un accord de l'OMS en negociation, mais qui souleve des questions”, 15 Mars 2023, https://www.20minutes.fr/sante/4027833-20230315-plan-pandemie-cache-non-accord-oms-negociation-souleve-questions; Sud Radio, “L'OMS decidera des mesures qui seront obligatoires sur toute la planete”, 26 Mai 2023, https://www.sudradio.fr/bercoff-dans-tous-ses-etats/chloe-frammery-oms-accord-pandemies

65 *Health Policy Watch*, “WHO Pandemic Treaty: The Good, The Bad, and The Ugly – An Interview With Larry Gostin”, 14 September 2023, https://healthpolicy-watch.news/who-pandemic-treaty-the-good-the-bad-the-ugly-an-interview-with-larry-gostin/

66 ピーター・J・ホッテズは以下の著書の中で、世界的に、反科学の動きが安全保障を脅かす危険な力になりつつあると指摘する。Peter J. Hotez, *The Deadly Rise of Anti-Science: A Scientist's Warning*, Johns Hopkins University Press, 2023.

67 Ranjit Kumar Dehury, “Relevance of the world health organization in a multipolar world in solving global health challenges”, *Front Public Health*, 2022.

68 WHO, op.cit., “World Health Assembly agrees to launch process to develop historic global accord on pandemic prevention, preparedness and response”.

69 Auriane Guilbaud et al. (eds.), *Crisis of Multilateralism? Challenges and Resilience*, Palgrave MacMillan, 2023, chap.3, p.106.

70 Ilona Kickbusch and Austin Liu, “Global health diplomacy – reconstructing power and governance”, *Political Science and Health*, vol.399-10341, 2022.

71 Guilbaud et al. (eds.), *op.cit.*, chap.3, p.113.

第二章

新型コロナワクチンの アクセス格差をめぐる問題

新型コロナパンデミック下での不幸中の幸いは、新型コロナワクチンが驚異的なスピードで開発されたことだった。２０２０年３月にＷＨＯによってパンデミックが宣言されてから1年にも満たない同年末に、アメリカのファイザー（Pfizer）とドイツのバイオテクノロジー企業ビオンテック（BioNTech）が共同開発したｍＲＮＡワクチンが臨床試験を完了し、当該ワクチンはイギリスやアメリカで緊急使用の承認を受け、高齢者や医療従事者への接種が始まった。その後もワクチンの開発は続き、例えば２０２１年２月３日時点で、開発中の新型コロナワクチンは２８９件、そのうち66件は臨床試験の最中であり、内20件は臨床試験の最終段階であるフェーズ３であった。[1] 日本にも２０２１年２月初旬にｍＲＮＡワクチンが到着し、国内での製造販売承認を経て、２月17日に医療従事者への先行ワクチン接種が始められた。[2] ＥＵでも、パンデミックが始まってから1年も経たない２０２１年３月までに、３４００万回分以上のワクチンが投与され、その数はその後、数週間で急速に増加、２０２１年４月初旬までに７４００万回分が投与され、1年後には８億４４００万回分以上が投与されることとなった。[3]

一般的に、ワクチン開発には10年以上の長い年月が費やされるが、その常識を覆すかのように、新型コロナワクチンは非常に速いスピードで開発と実用化が進められた。その背景としては、関連ウイルスに関する長年にわたる先行研究が進んでいたこと、効率的なワクチン製造工程が考案されたことなどが挙げられているが、[4] これに加え、アメリカやドイツなどの先進国がワクチン開発に莫大な投資を行い、ワクチンの開発と治験を並行的に進めたこと、日本を含む各国の規制当局により、通常よりも速やかに審査・承認のプロセスが進められたことも、迅速な開発と実用化を後押しすることとなった。

他方、先進国でワクチン接種が始まった２０２０年12月から、ＷＨＯが緊急事態宣言を終了すると発表した２０２３年５月までには３年以上の月日を要した。その間、様々な変異株の登場に加え、ワクチンのアクセスに大きな格差が生じた。例えば２０２２年10月時点で先進国では３回目、４回目のブースター接種が行われていた一方、途上国の中には１回目の接種もほとんど進んでいない国さえ存在した。この時点で、必要回数を接種した人の割合はフランスで７８・８％、ドイツで７６・３％、日本で８０・４％であり、人口１００人あたりの追加接種回数はベルギーが９５・２回、韓国が７９・５回、イタリアが７４・５回であった。他方、途上国では、２０２２年10月時点で、少なくとも１回接種した人の数はハイチで３・２％、カメルーンで６・１％、アルジェリアで１７・９％であり、人口１００人あたりの追加接種回数はジャマイカで１・５回、カメルーンで０・２回などとなっている。[5] 世界同時多発的なパンデミックのもとで、いずれの国も自国民救済を最優先にワクチン確保と接種に動いた結果であり、仕方のない部分はあったとはいえ、この格差は国際的にも大きな注目を浴び、また非難の対象となってきた。

この格差に対処するべく、世界的なワクチン分配のシステムＣＯＶＡＸファシリティ（以下、

COVAX）が設立され、途上国を中心に多くのワクチンを供給したものの、達成数は当初の目標を大きく下回ることとなった。そして、その合間を縫うかのように、各国の戦略的なワクチン外交が活発に展開された。

国際保健協力の歴史を紐解けば、ワクチンを含む医薬品へのアクセス格差は今に始まった問題ではなく、その格差に対処する枠組みも様々に存在してきた。[6] それではなぜ過ちが繰り返されるのだろうか？　パンデミック下での経験は、今後の感染症対応にどのように活かされるべきだろうか？　本章では、新型コロナワクチンへのアクセス格差の問題に焦点を当てて考えていきたい。

1．ワクチンへのアクセス格差はなぜ起きるのか？

(1) 感染症との闘いにおけるゲーム・チェンジャー

人類と感染症の闘いは長いが、ワクチンが登場するまでの間、その闘いにおいては、患者の隔離や感染の疑いがある人の検疫を行う以外、有効な対処法は存在しなかった。そのような中、18

世紀末における天然痘ワクチンの登場は画期的な出来事であった。1796年、イギリスの医師エドワード・ジェンナー（Edward Jenner）は、乳搾りの女性が、命を落とす危険がない牛痘にはかかるものの、天然痘にはかからないことに注目した。ジェンナーは牛痘患者の手にできる水膨れの中に、何らかの予防物質が含まれているとの仮説を立て、それを検証するべく、少年に乳搾りの女性の水疱に含まれる液体の一部を接種した。その後、天然痘ワクチンは実用化され、以降3年以内に、イギリスでは10万人以上の人がワクチンの接種を受けることとなった。

そもそもワクチンとは、病原体から作られた無毒化あるいは弱毒化された抗原を投与することで、体内にあらかじめウイルスや細菌（病原体）に対する免疫を作り、病気になりにくくする、あるいは感染した時の症状を和らげることを目指すものである。当初、天然痘に関して開発されたワクチンという言葉は、19世紀末以降、他の感染症に対する予防接種物質を含むものへと拡張されていった。[7]

他方、この時期のワクチンは常温で2、3日しか持たず、遠くへ届けることができないという問題があった。そのため、天然痘の流行は断続的に見られ、例えば第一次世界大戦後のヨーロッパでは、大戦後の混乱に乗じて天然痘が流行した。こうした状況に対応するため、1940〜50年代にかけて、ワクチンを低温で凍結し、水蒸気圧以下に減圧して氷を昇華させ、乾燥させてフリーズドライワクチンを製造する技術が登場した。これにより、欧米諸国で製造されたワクチンを熱帯地域に届けることが可能となった。

その後は、人類と感染症との闘いはワクチンに大きく助けられてきた。麻疹や結核など、以前は多くの人の命を奪っていた病気が、ワクチンの普及により、多くの国で克服された、あるいは共生可能な病気になったことは、ワクチンのもたらした恩恵というより他ない。天然痘は流行地でワクチン接種を行うＷＨＯのプログラムによって１９７９年に根絶されたし、ポリオ（小児麻痺）は戦後の日本でも大流行が見られたが、ワクチン接種が多くの国で進んだ結果、日本を含むＷＨＯの西太平洋地域では２０００年に根絶が確認された。

現在に至っても、ＷＨＯは子どもの定期予防接種としてＢＣＧ、ジフテリア・破傷風・百日咳（ＤＴａＰ）、ＭＭＲ（おたふくかぜ、はしか、風疹を結合）、およびＢ型肝炎、ポリオウイルス、インフルエンザ菌Ｂ型（Ｈｉｂ）、肺炎連鎖球菌、ロタウイルス、ヒトパピローマウイルスを予防するためのワクチンを推奨しており[8]、日本をはじめとする各国で実施されている。

(2) 世界的なワクチン・カバレッジの現状

多くの感染症に関してワクチンが登場したことで、救われる命の数が増えた一方、ワクチン接種率に関して、先進国と途上国の間で、大きなアクセスギャップが存在するのが現実である。表

1は2020年における子どもの定期予防接種のカバレッジをWHOの地域ごと（WHOにはヨーロッパ、アメリカ、西太平洋、東地中海、アフリカ、東南アジアの6つの地域局が設けられている）にまとめたものである。麻疹含有ワクチン1回目（MCV1）は世界平均カバレッジが84%であり、多くの地域がその平均を上回っているが、アフリカは68%のカバレッジにとどまっている。麻疹含有ワクチン2回目（MCV2）に関してはその地域間格差が一層拡大する。欧州や西太平洋地域では90%以上のカバレッジであるにもかかわらず、アフリカ地域では36%にとどまっているからだ。[9] ワクチンへのアクセス格差は子どもだけではない。黄熱病ワクチンは2022年時点で、アフリカとアメリカ大陸のリスクの高い40の国で導入されているが、これらの国におけるワクチン・カバレッジは45%と推定されている。またユニセフの報告によれば、途上国の中でも、農村部と都市部でワクチン・カバレッジに差があることが明らかとなっている（表2）。[10] ワクチンを接種するための医療施設や保冷設備の存在がワクチンへのアクセスを大きく左右しているためだ。

ワクチン格差は途上国に限られた話ではない。先進国の中でも、所得や人種によるワクチンアクセス格差が問題となっている。アメリカの疾病予防管理センター（Centers for Disease Control and Prevention：以下、CDC）の発表によれば、2021年から2022年にかけての季節性インフルエンザワクチンの接種率は、白人の成人が54%、黒人の成人が42%、ヒスパニック系の成人が38%、アメリカ先住民（AI/AN）の成人が41%だったとされる。そしてこの格差の背景には、人種や所得による医療や医療保険へのアクセスの欠如、誤情報やワクチン不信があるとCDCは分析する。[11]

表１　定期予防接種のカバレッジ

ワクチン	ワクチン接種が予定されている国の数（%）	WHOの地域%カバレッジ						
		グローバル	アフリカ地域	アメリカ地域	東地中海地域	ヨーロッパ地域	東南アジア地域	西太平洋地域
BCG	156 (80)	85	79	68	89	94	87	95
DTP1＝ジフテリアおよび破傷風トキソイドおよび百日咳含有ワクチンの１回目の接種	194 (100)	87	79	88	87	97	88	96
DTP3＝ジフテリアおよび破傷風トキソイドおよび百日咳含有ワクチンの３回目の接種	194 (100)	83	72	82	81	94	85	95
HepB BD＝B型肝炎ワクチンの出生時接種	114 (59)	42	6	60	35	41	51	84
HepB3＝B型肝炎ワクチンの３回目の接種	190 (98)	83	72	82	81	91	85	95
Hib3＝インフルエンザ菌b型ワクチンの３回目の接種	192 (99)	70	72	81	81	79	83	25
HPV last＝ヒトパピローマウイルスワクチンの最終接種	111 (57)	13	18	44	0	29	3	5
MCV1＝麻疹含有ワクチンの初回接種	194 (100)	84	68	85	83	94	88	95
MCV2＝麻疹含有ワクチンの２回目の接種	179 (92)	70	36	73	76	91	78	94
PCV3＝肺炎球菌結合型ワクチンの３回目の接種	148 (76)	49	68	76	52	79	27	16
Pol3＝ポリオワクチンの３回目の接種	194 (100)	83	71	81	84	94	85	94
RCV1＝風疹含有ワクチンの初回接種	173 (89)	70	36	85	45	94	87	95
Rota last＝ロタウイルスワクチンシリーズの最終接種	114 (59)	46	53	71	53	30	58	2

出典：Pierre Muhoza et al., "Routine Vaccination Coverage — Worldwide, 2020", US CDC, *Morbidity and Mortality Weekly Report*, October 29, 2021 / 70(43) より著者作成。

表2　居住地別ゼロドースの普及率、2017-2019年

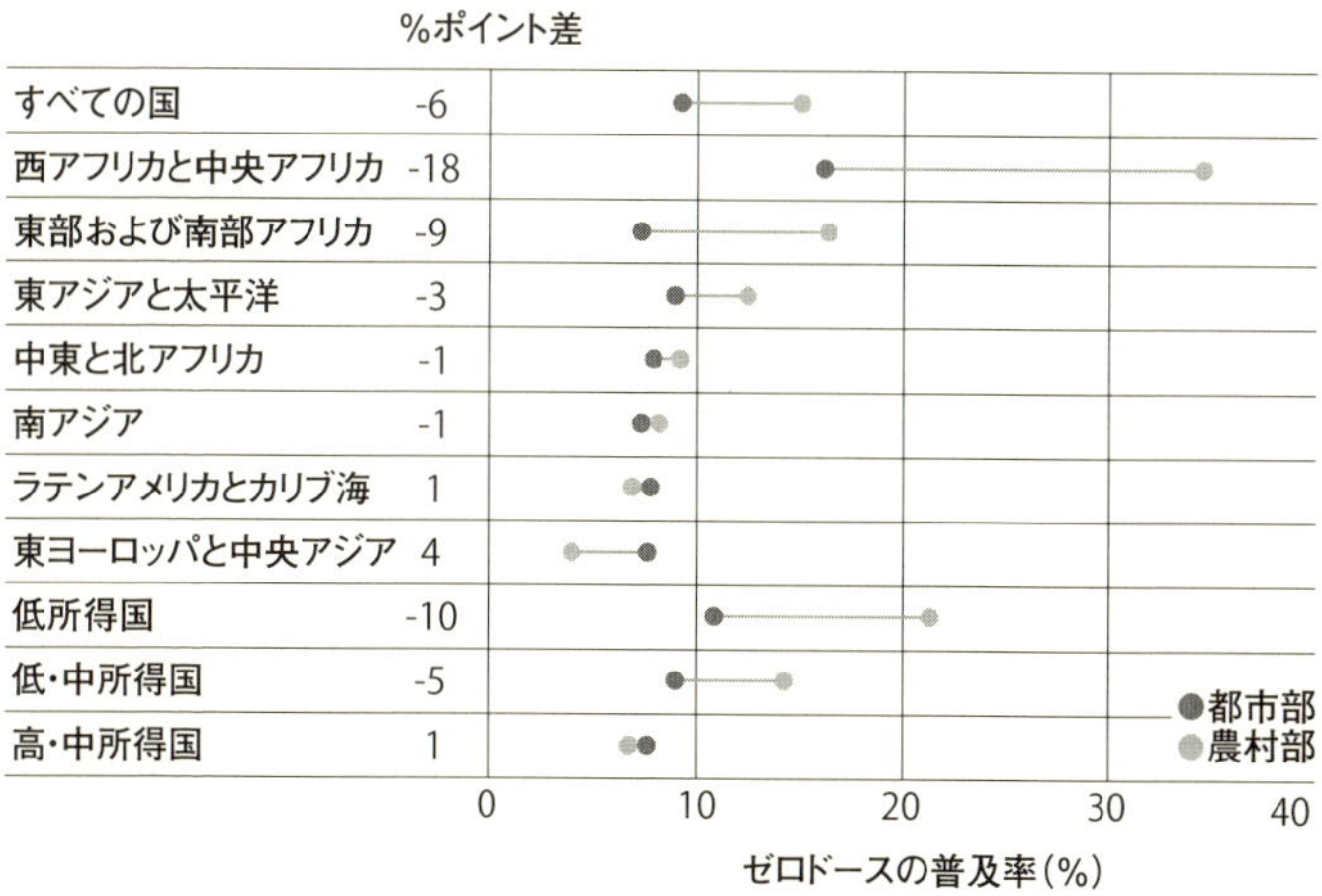

	%ポイント差
すべての国	-6
西アフリカと中央アフリカ	-18
東部および南部アフリカ	-9
東アジアと太平洋	-3
中東と北アフリカ	-1
南アジア	-1
ラテンアメリカとカリブ海	1
東ヨーロッパと中央アジア	4
低所得国	-10
低・中所得国	-5
高・中所得国	1

出典：Lauren Francis, Liliana Carvajal-Velez, George Mwinnyaa, Joao Pedro Azevedo, 'UNICEF, Zero-Dose Children: The alarming reality of missed vaccinations highlighted in UNICEF's 2023 World Immunization Week Dashboard', UNICEF, 27 April, 2023, より著者作成。

なお、新型コロナパンデミック下では、新型コロナへの対応が優先され、子どもの定期ワクチン接種率が停滞する事態が見られた。[12] ヘモフィルスインフルエンザb型（Ｈｉｂ）、B型肝炎ワクチン（ＨｅｐＢ）、ヒトパピローマウイルスワクチン（ＨＰＶ）、風疹含有ワクチンの２０２０年の接種率は、２０１９年の推定値と比較して減少している。[13] より詳細に見ていくと、ジフテリア・破傷風・百日咳（ＤＴＰ）ワクチンの3回目の投与を受けた子どもの割合は２０１９年の時点で平均86％であったが、２０２１年までに81％に低下し、２００８年以来の最低値を記録した。[14] パンデミックの収束により、その影響は徐々に和らぎつつある

が、ワクチン・カバレッジの格差は依然根深い問題として存在し続けている。[15]

(3) 何がワクチンアクセス格差をもたらすのか?

それでは以上のようなワクチンアクセス格差はなぜ生じるのだろうか? 様々な理由がその背景には存在する。第一に、ワクチンの開発と実用化には多くの時間とお金がかかるためだ。新型コロナワクチンが短期間のうちに開発・実用化されたことは例外であり、一般的にワクチンの開発と実用化は、長くてコストのかかるプロセスだ。原因となる病原体を特定するための実質的な基礎研究、保護を誘発するために必要な免疫反応の解明、動物でそれらの反応を誘発する候補ワクチンの開発に加え、三つのフェーズの臨床試験というプロセスが待っている。その後には、各国の規制当局による審査と承認のプロセスを経ねばならない。一連のプロセスを通じて新しいワクチンを実用化に持ち込むためのコストは、1億ドルから8億ドル以上に及ぶとされる。[16] 実際、エイズ、西ナイルウイルス、SARS、エボラ出血熱などの多くの病気に関しては、ワクチンの登場が待たれるものの、いまだに開発途上にある。エイズは初めての症例が発見された1981年から40年以上の年月が経過するというのに、いまだにワクチンは完成しておらず、ワクチン開発がいかに複雑で労力を要する作業であるかがうかがえる。[17] こうした複雑さゆえに、製造元がある程度、固定化されることとなる。
このように多くのコストがかかるにもかかわらず、ワクチンは薬とは異なり、生涯に1回、あるいは多くても数回しか利用されないため、参画のインセンティブが相対的に低いという特徴もある。これが第二の理由である。アメリカでも子どもの病気のうち、ワクチンで予防可能な病気の数は１９８５年の８から２００５年の13に増加したにもかかわらず、これらの病気のためのワクチンを生産するメーカーの数は、その間、ほとんど増加しなかったと指摘されている。[18] 世界の医薬品市場におけるワクチンのシェアも決して大きくない。ＷＨＯの推定によれば、２０２１年度の世界のワクチン市場では約１６０億回分のワクチンが供給され、その価値は１４１０億米ドルだったとされる。これは、医薬品市場全体の10％を占めるに過ぎない。もっとも、２０２１年度は新型コロナワクチンの影響で医薬品市場におけるワクチンの割合が増加した特別な年であった。２０１９年度はその割合は４％に過ぎなかった。[19]
以上のような理由を背景として、ワクチンの製造元はある程度、固定化されている。これがワクチンの供給を限定的なものにする第三の理由と言える。例えば、既述のＷＨＯが推奨する小児用ワクチン一覧の中に含まれているＢＣＧワクチンのうち、ＷＨＯによって事前認定された主要なＢＣＧメーカーは日本ＢＣＧ製造株式会社、ブルガリア国営の BB-NCIPD Ltd.、インド血清研究所のワクチン、デンマークのＡＪワクチンなど数えるほどしかない。Ｈｉｂワクチンも、フランスのサノフィ・パスツール、インド血清研究所など製造元はある程度限定的だ。[20] 世界全体で見ても、ワクチンの自給能力を備えた国は限られている。

このように複雑な工程と多くのコストを経て世に生み出されたワクチンは、一般的に特許によって高価な価格で取引がなされる。これが供給を限定的としている第四の理由である。実際、1990年以降、百日咳ワクチンや水痘ワクチンなど新しいタイプのワクチンの導入により、子どもたちの健康は守られるようになったが、ワクチン接種のコストは上昇したことが確認されている。1987年と2005年のアメリカにおける、出生から就学までの子どもに推奨されるすべてのワクチンを提供する費用（ワクチン投与費用を含まない）は、公共部門で1987年には33・70ドルだったのが、2005年には517・12ドルとなっており、15倍以上に増加している。[21]

ワクチンの製造元が限られているもう一つの理由は、ワクチンの副作用による健康被害など、世界各地で様々な薬害訴訟を抱えてきたことだ。日本でも1948年に予防接種法が施行され、予防接種が始まったが、その後、ワクチン接種の副作用による国への損害賠償請求もたびたび起き、1976年に予防接種法が改正され、同時に健康被害救済制度が整備されることとなった。[22] 世界に目を向ければ、国のみならず、開発元をも相手取ったワクチン訴訟が相次いで起きてきた。例えば2016年、フィリピンでは、同年末までに100万人の学生にワクチンを接種することを目的としたデング熱の集団予防接種プログラムを開始した。当該ワクチンはサノフィが20年の年月をかけて開発したワクチンDengvaxiaであった。2016年10月までに、サノフィのDengvaxiaはメキシコ、ブラジル、インドネシアを含むおよそ10か国でデング熱流行国の規制当局による承認を受けていた。他方、接種開始後にワクチンが数人の子どもの死亡に関連しているという疑惑が浮上し、2017年2月にフィリピン検察庁は政府関係者やサノフィの幹部、流通業者のズエリング・ファーマ（Zuelling Pharma）に対して訴訟を起こした。その後、子どもの死亡とワクチン接種の因果関係は明らかにされていないが、2019年2月にはフィリピン政府当局がDengvaxiaのライセンスを取り消すに至った。ワクチン接種の中止後、2019年にはフィリピンでデング熱の感染率は前年比98％の大幅な増加となり、ワクチン接種との間でジレンマに陥っていると言える。[23] 新型コロナワクチンをめぐっても、各国で死亡や後遺症を主張する原告による国や製造元を相手取った裁判が相次いでいる。

以上のような様々な事情を背景として、ワクチンの製造能力は偏在しており、アクセス格差が生じていると言える。最近では、2022年に流行が始まったM pox（サル痘）ワクチンをめぐっても各国の激しい争奪戦が見られた。M poxに有効とされるワクチンの供給量は2022年10月の時点でわずか1640万回分であり、ここでも限定的な供給量が、アウトブレイクの中でアクセス格差を引き起こしたと言える。[24]

2. 新型コロナワクチンの開発と供給

このような中で異例とも言える速さで登場したのが新型コロナワクチンであった。ファイザー、モデルナ（Moderna）のワクチンはいずれも細胞内の遺伝物質（mＲＮＡ）を人工合成して作られたワクチンであり、ウイルスの遺伝情報（塩基配列）がわかれば開発・製造することができる。また、mＲＮＡはウイルスが変異しても容易に複製でき、短い期間での開発や製造を可能にしたと言える。

(1) ワクチン開発への大規模な投資

mＲＮＡという先端技術の恩恵に加え、未曾有の緊急事態に直面し、先進各国が製薬会社にワクチン開発のための巨額の投資を行ったことも、異例の速さでの開発を容易にした一因であった。[25]例えば米トランプ政権は新型コロナワクチン開発促進策「オペレーション・ワープ・スピード」を展開、ドイツ政府もワクチン研究開発促進に関する特別プログラムを展開した。

2023年3月に医学雑誌BMJ上に発表されたハーバード大学医学部のフサイン・ララニ（Hussain Lalani）らの研究によれば、アメリカ政府は1985年から2019年までの間、mRNA新型コロナワクチンの発明に直接貢献した研究開発に少なくとも3億3700万ドルを投資したとされる。一方、2022年3月までのパンデミックの間、アメリカ政府は公的資金から292億ドル（92％）をワクチンを購入する費用に、22億ドル（7％）を臨床試験を支援する費用として投じ、1億8000万ドル（0.6％）を基礎研究と製造に、合計少なくとも316億ドルを投じたとされる。[26] 新型コロナワクチン開発のスピードはワクチン科学において前例のないものであり、最初の1年だけで、新型コロナワクチンは、アメリカで110万人を含む世界中で2000万人の死亡を防いだと推定されている。そのため、ララニは「病気に対する史上最大の公共投資」と評価している。[27]

アメリカの投資に関しては、新型コロナパンデミック下でのオペレーション・ワープ・スピードを介したmRNA新型コロナワクチン製品への公共投資は、以前のどの投資よりもはるかに広範囲であったとされる。トランプ大統領自身、オペレーション・ワープ・スピードを展開する際、"The most aggressive vaccine project in history（史上最も積極的なワクチンプロジェクト）だと述べている。[28] 例えば、アメリカ国立衛生研究所（National Institutes of Health：NIH）は2004年から2013年までエボラワクチンの研究に2億2000万ドル、2015年にはアメリカ生物医学先端研究開発機構（Biomedical Advanced Research and Development Authority：ＢＡＲＤＡ）、アメリカ国防総省、アメリカ国立衛生研究所を介したエボラ対策に約11億ドルを投資した。２０１４年から２０２１年にかけて、アメリカ国立衛生研究所は結核ワクチンに３億６９００万ドル、マラリアワクチンに4億３９００万ドルを投資したが[29]、今回はそれを大きく上回ることとなったのだ。エボラやマラリアがアメリカ自身の問題ではなかったのに対し、新型コロナはアメリカにも影響を及ぼす問題として認識され、そのような認識の違いが投資額を桁違いのものにしたと言える。

アメリカ以外にもドイツ政府やイギリス政府、日本政府などから、ワクチン開発と生産への多くの公的資金が投じられた。主な資金の流れは表3の通りである。この表が示す通り、ビオンテックは、新型コロナワクチンの開発を加速し、製造能力を拡大するために、ドイツ政府から4億４５００万ドルの資金援助を受けたとされる。[30] 欧州議会の報告によれば、政府およびその他の公的機関による資金（公的資金）は、新型コロナワクチン開発と生産に関する外部資金全体の80％以上を占めたとされ、また項目別で見れば、公的資金は累積研究開発費の50％以上をカバーしたとされる。[31] 研究開発と生産能力の拡大に対する公的支援は、ワクチンの開発と製造への企業投資のリスクを軽減し、投資家のリターンを増加させることとなったと評価されている。[32]

表3　COVID-19 ワクチンの生産、分配に関する主な公共投資の流れ
（2021年2月3日時点）

企業名	技術	公表されている公的・非公的資金	資金提供者
サノフィ／グラクソ・スミスクライン	組み替えタンパクワクチン	21億ドル	アメリカ政府
ノババックス	組み替えタンパクワクチン	21億ドル	ビルアンドメリンダゲイツ財団、CEPI、アメリカ政府
アストラゼネカ／オックスフォード大学	ウイルスベクターワクチン	17億ドル	CEPI、イギリス政府、アメリカ政府
ジョンソン&ジョンソン	ウイルスベクターワクチン	15億ドル	アメリカ政府
モデルナ	ｍＲＮＡワクチン	9億5700万ドル	CEPI、ドリーパルトンCOVID-19研究基金、アメリカ政府
ビオンテック／ファイザー	ｍＲＮＡワクチン	4億4,500万ドル	ドイツ政府
クローバー製薬／ダイナバクス	組み替えタンパクワクチン	4億3000万ドル	ビルアンドメリンダゲイツ財団、CEPI
キュアバック	ｍＲＮＡワクチン	3億4800万ドル	CEPI、ドイツ政府
シノファーム／武漢研究所	不活化ウイルスワクチン	1億4200万ドル	中国政府
メディカゴ	植物由来ワクチン	1億3700万ドル	カナダ政府
イノビオ	DNAワクチン	1億700万ドル	ビルアンドメリンダゲイツ財団、CEPI、アメリカ政府
COVAXX／ネブラスカ大学	組み替えタンパクワクチン	1500万ドル	台湾政府
SKバイオサイエンス	組み替えタンパクワクチン	1400万ドル	ビルアンドメリンダゲイツ財団、CEPI
バイオロジカルE	組み替えタンパクワクチン	900万ドル	ビルアンドメリンダゲイツ財団、CEPI、インド政府
香港大学	ウイルスベクターワクチン	400万ドル	CEPI、香港政府

（表3つづき）

企業名	技術	公表されている公的・非公的資金	資金提供者
CAMS/IMB	不活化ウイルスワクチン	300万ドル	中国政府、ジャック・マー財団
アンジェス／大阪大学	DNAワクチン	不明	日本政府
Anhui Zhifei/CAMS	組み替えタンパクワクチン	不明	中国政府
Bharat Biotech	不活化ウイルスワクチン	不明	インド政府
Gamaleya	ウイルスベクターワクチン	不明	ロシア政府
RIBSP	不活化ウイルスワクチン	不明	カザフスタン政府
シノファーム／北京研究所	不活化ワクチン	不明	中国政府
シノバック	不活化ワクチン	不明	不明
Vector Institute	組み替えタンパクワクチン	不明	ロシア政府

出典：Olivier J. Wouters, Kenneth C. Shadlen, Maximilian Salcher-Konrad, Andrew J. Pollard, Heidi J. Larson, Yot Teerawattananon, Mark Jit, 'Challenges in ensuring global access to COVID-19 vaccines: production, affordability, allocation, and deployment' *The Lancet*, volume 397, ISSUE 10278, 13 March 2021より著者作成。

(2) ワクチン争奪戦

危機の時には、自国のことが最優先されるものである。これは、誰が悪いわけではなく、同時多発的な危機がもたらした一つの副産物であった。そのため、ワクチン開発に成功したのちには、先進国があの手この手でワクチンの確保に努めた。

2020年12月8日、当時のトランプ大統領は、アメリカの資金で開発されたワクチンが他国の国民に先駆けて、アメリカ国民に使用されることを認める大統領令に署名した。[33]

2020年12月23日には、トランプ政権は、ファイザーが製造したワクチンを1億回分購入し、アメリカ国民に無料で接種すると発表した。[34]

この頃、各国の首脳や議員が直接に製造元のトップに連絡を取っていたという話も有名である。中でもイスラエルのベンヤミン・ネタニヤフ（Benjamin Netanyahu）首相とファイザーのCEOであるアルバート・ブーラ（Albert Bourla）はこの間、親交を深め、たびたび電話で直接に協議を行ったこと、ネタニヤフ首相の説得もさることながら、ブーラ自身がイスラエルを国の規模、高度な医療水準、電子化された医療記録システムを有することを理由として、ワクチンの効果を証明する上で最適な国だと判断したエピソードも有名だ。[35] 首脳の外交手腕もワクチンアクセスには大きなインパクトをもたらしたと言える。

２０２０年末までに接種されたワクチンの数は表4の通りだが、国営企業を通じて独自のワクチン開発を行った中露に加え、アメリカ、イギリス、イスラエルなど数えるほどの国にワクチンが独占されていた様子がうかがえる。また多くの民主主義国においてワクチン確保は国内政治の動向、支持率への影響などを配慮した政治的な動向と密接に関わり合っていたことも注意に値する。ブーラはその著書の中で、ファイザーのワクチン治験結果がアメリカ大統領選の後に公表されたことで、トランプ大統領はじめ政権の要人たちがファイザーとブーラに対して強い不満を持っていたとの情報を得ていたと述べている。[36] イスラエルでも、２０２１年初頭の選挙を控えた時期に、ネタニヤフ首相はテレビのインタビューで「数百万回のワクチンを接種したので、（パ

表４　2020年末までワクチン接種が行われた国とその量

最も多くのワクチン接種がなされたと報告されている10か国			
国	ワクチンの接種回数	人口100人あたりの接種量	報告日
中国	4,500,000	0.31	31-Dec
アメリカ	2,794,588	0.84	30-Dec
イギリス	963,208	1.42	27-Dec
イスラエル	949,112	10.97	31-Dec
ドイツ	165,575	0.20	31-Dec
カナダ	99,946	0.26	31-Dec
バーレーン	58,643	3.45	31-Dec
ロシア	52,000	0.04	22-Dec
ポーランド	47,600	0.13	31-Dec
メキシコ	24,998	0.02	30-Dec

出典：Bruce Rosen, Ruth Waitzberg & Avi Israeli, "Israel's rapid rollout of vaccinations for COVID-19", *Israel Journal of Health Policy Research*, 10-6, 2021より著者作成。

ンデミックから抜け出すことで）成功できるのは私たちだけだ」と語るなど、政権が努めたワクチン確保と接種の成果をアピールした[37]。アメリカのトランプ前大統領が２０２０年の大統領選挙の前にワクチンの承認を行うよう、ＦＤＡ（アメリカ食品医薬品局）に圧力をかけたことは後述の通りである。

(3) アメリカでのワクチンの承認に向けた政治的圧力

２０２２年８月に米下院のＣＯＶＩＤ－19小委員会に提出された報告書によれば、トランプ政権の高官は新型コロナワクチンの承認と実用化をスピードアップするように、ＦＤＡに対して政治的な圧力をかけたとされている。アメリカでは、２０２０年秋にワクチン開発成功のニュースが流れ、11月に大統領選挙を控えていた当時のトランプ政権は、なんとか選挙前にワクチン接種を開始することで、政権の成果をアピールしようと試みた。[38] ボブ・ウッドワードによる著書 *Rage*（『RAGE（レイジ）怒り』）によれば、２０２０年６月初旬に、オペレーション・ワープ・スピードの責任者であるモンセフ・スラウイ（Moncef Slaoui）とトランプ大統領が面会した際、スラウイらがトランプ大統領に対して、ワクチンは一番早くて同年12月に利用可能となるだろう、もしかすると年明けになるかもしれないと述べたところ、トランプ大統領がもっと早くに、できれば２０２０年内の９月か10月に完成しないだろうかと述べた話が紹介されている。トランプ大統領は中国やイギリスなど他国のワクチン開発状況を気にしていた様子であるが、早期の承認は、アメリカの厳しい規制上、またワクチンの安全性という観点からも不可能だと、アンソニー・ファウチ（Anthony Fauci）ら専門家の間では指摘されていた。[39]

結局、ＦＤＡは政治的な圧力には屈せず、大統領選後の２０２０年12月初旬に最初の新型コロナワクチンを承認した。[40] 当時のＦＤＡ長官のステファン・ハーン（Stephen Hahn）は「我々は絶対にこれを正しい方法で行わねばならない（we absolutely have to do this the right way）」と述べているが、[41] 当然の判断であったと言える。

日本においては、パンデミック下で治療薬やワクチンを速やかに承認・供給するため、治療薬等について「特例承認」が行われてきたが、より迅速に承認を行う制度として「緊急承認制度」が創設された。この緊急承認制度においては、海外でまだ流通していない医薬品等も対象とし、安全性の「確認」を前提とする一方で、有効性が「推定」できれば承認することができるとされる。[42] アメリカのように政治的な圧力が科学的な判断に介在するという事態は何としても避けられねばならないが、他方、緊急時には、単純化できるところは単純化し、速やかに医薬品を流通させる努力も重要である。パンデミック下での経験からは、いかに科学的な判断の正当性を揺るがすことなく、迅速に医薬品を流通させるかが、一つの課題として浮上したと言えよう。

3．ワクチンの公平アクセスに向けた国際的取り組みとその限界

(1) COVAXファシリティ

ワクチン争奪戦が繰り広げられ、持てるものと持たざるものの格差が大きく開いていく中で、

その格差を埋めるための様々な努力も並行して進められた。その筆頭はＣＯＶＡＸと呼ばれるものである。２０２０年４月に新型コロナの検査、治療、ワクチンの開発、生産、公平なアクセスを加速するためのグローバルコラボレーションとしてＡＣＴアクセラレーター（The Access to COVID-19 Tools Accelerator：以下、ＡＣＴ－Ａ）が設立された。このうち、ワクチンに関する公平性の問題に取り組む部門がＣＯＶＡＸである。ＣＯＶＡＸは、ユニセフ、感染症準備イノベーション連合（Coalition for Epidemic Preparedness Innovations：ＣＥＰＩ）、ＧＡＶＩワクチンアライアンス（Global Alliance for Vaccine and Immunization：ＧＡＶＩ）、そしてＷＨＯが共同で運営するパートナーシップでもある。当初の予定では、ＣＯＶＡＸは加盟国が約２００億ドルを共同出資し、候補ワクチンを複数囲い込み、２０２１年末までにＷＨＯの事前認証を受けた20億回分の安全で効果的な新型コロナワクチンを提供することを目指していた。

参加国は自国の公費で国民のワクチンを確保できる国（高・中所得国）とそうでない国（低所得国）に分けられ、高・中所得国は要求した用量に応じた金額を支払い、その資金によって製造費をわずかに上回る価格で、人口の20％相当分を上限にワクチンを確保することができるとされた。一方で、途上国に関しては、各国の政府開発援助やドナーからの拠出金により、ワクチンを供給・輸送する枠組み（ＣＯＶＡＸ ＡＭＣ）が設けられた。なお、この枠組みにＣＯＶＡＸの資金が使われることはなく、主に政府開発援助と、民間部門や慈善団体からの寄付を通じて資金提供されるものを独立の資金として利用してきた。これにより、所得に関係なく、すべての国がこの枠組みに参加することが可能だとCOVAXは説明している。[43]

本章の冒頭で述べた通り、ワクチンのアクセス格差には長い歴史があるにもかかわらず、COVAXはワクチンのアクセス格差に取り組むために設立された史上初のグローバル・パートナーシップであった。加えて、途上国を対象に、ワクチン副作用に関する補償制度（COVAX No Fault Compensation Programme）を独自に設けた点もその特徴と言える。過去には、途上国においてワクチン副作用に関する補償制度が未整備であることを理由に、ワクチン接種が進まなかった経緯があった。その反省を活かして、COVAXでは途上国向けのワクチン副作用補償基金が設立された。このプログラムは、COVAXを通じて調達または配布されたワクチンから深刻な有害事象を被った低所得国の個人に、補償を提供するというものである。当該プログラムは史上初かつ唯一のグローバルワクチン補償メカニズムである上、個人がウェブポータルから申請することができるという点も画期的だ。[44] COVAXが始動した当初は、トランプ政権のもとでアメリカのリーダーシップの欠如が目立つ時期でもあったが、そのような中でも、ワクチンの公平アクセスに向けた国際的な取り組みが設立され、その組織が実際に活動を行った点は、評価されるべきである。

他方、COVAXの活動は評価の反面、様々な教訓を残した。COVAXの活動に関しては、たびたび外部アクターによる評価が行われてきた。ケイトリン・J・ユー（Katelyn J. Yoo）らによる研究では総じて、ＣＯＶＡＸの活動が新型コロナワクチンの配分と配布における世界的な格差に対処するものであったと結論付けながらも、ＣＯＶＡＸだけでは、ワクチンアクセスの将来の世界的な不平等等に取り組むのに十分ではなく、将来的にはワクチン・ガバナンスのグローバルシステムにかなりの改革が行われる必要があると指摘する。[45]

２０２２年３月から２０２３年３月にかけては、ＩＴＡＤという独立団体による外部評価も行われた。この外部評価もＣＯＶＡＸの働きにより、２０２１年末までに１４４か国に約10億回分のワクチンが届けられたこと、このうち87％にあたる８億３３００万回分はＣＯＶＡＸ ＡＭＣ参加国に届けられ、総じてＣＯＶＡＸは低・中所得国を中心に、ワクチンの供給に多大な貢献をしたと評価している。一方で、反省点としては、ＣＯＶＡＸには、ワクチンをめぐって先進国と競争する能力や、製薬会社の動向に大きな影響を与えうるような十分な市場支配力を欠いていたこと、また、高所得国によるワクチン・ナショナリズムやワクチン外交、製薬会社の商業的利益等に関して、楽観的な見通ししか持たなかった点が挙げられている。[46]

ＩＴＡＤの報告書は今後に向けて、いくつかの勧告も出している。その第一は、将来の国際的なワクチン調達・配分メカニズムは、自主的に調達する能力が最も低い国々の支援に焦点を当てることだ。ＣＯＶＡＸのように、高所得国も含む枠組みにする場合には、その参加が最低所得国によるワクチンアクセスを危険に晒さないように配慮する必要があると指摘する。また、将来の国際的なワクチン調達と割り当てメカニズムを設計するプロセスには、グローバル・サウス、AU（アフリカ連合）のような地域組織、市民社会を含むなど、COVAX以上に包括的で、透明性と説明責任を備えた設計がなされるべきことも勧告している。このほか、他の組織と連携しつつ、技術移転やワクチン生産能力拡大のための投資も積極的に行うべきだと勧告している。[47] もっともな勧告であるが、それをどのように実行に移していくかが今後の大きな課題だと言える。

(2) mRNAワクチン技術移転の試み

既述の通り、COVAXは確かに有能な働きを行ったが、それだけでは不十分だということも明らかとなった。すでに述べた通り、ワクチンの製造能力が世界の一部の国に偏在していることがアクセス格差の一因でもあった。そのため、パンデミック下では、ワクチンの技術移転が試みられた。

その試みの最たるものが、WHOによって2021年6月に設立されたWHO mRNAワクチン技術移転ハブ（WHO mRNA vaccine technology transfer hub）である。通常、ワクチン等の技術移転は、製造元と対象者の二者間で行われるが、このハブは、技術を確立するために必要なすべての要素（ノウハウ、データ、トレーニングなど）を一か所にまとめ、複数のユーザーに共有を試みるマルチラテラルな取り組みである。当該ハブは、低・中所得国でｍＲＮＡワクチンを生産する能力を構築する目的で、南アフリカのワクチン関連会社アフリジェン（Afrigen Biologics Vaccines）の中に設置された。このハブでは具体的に、ＷＨＯとＣＯＶＡＸ、医薬品パテントプール（Medicines Patent Pool）などのパートナーによって、ワクチン生産のノウハウ、品質管理、製品規制に必要な人的資本を構築するためのトレーニングと財政支援を提供し、必要に応じてライセンスの支援も行っている。[48] ｍＲＮＡワクチンが行き届いていない地域で、ｍＲＮＡワクチン生産能力を高め、地域のヘルス・セキュリティを促進することを総合的に目指す試みだと言える。

ｍＲＮＡの技術は新型コロナに限られず、他の疾患のワクチンや治療にも適用できる可能性があるため、途上国でこの技術を使用するためのトレーニングに投資することは、当該地域に長期的な利益をもたらすと期待されている。２０２３年4月に開催されたハブの国際会議では、結核、マラリア、ＨＩＶ、リーシュマニア症、Ａ型およびＢ型肝炎、ジカウイルス、デング熱ウイルス、ロタウイルスなどおよそ30の病気が、ｍＲＮＡワクチンの優先標的となる可能性があると特定された。[49] 本書執筆の時点で、このハブを通じて支援を受ける（アフリジェンが開発したワクチンを得る）[50] 主体はインドのバイオロジカルＥ、パキスタンの国立衛生研究所、ウクライナの Darnytsia、セネガルのダカール・パスツール研究所、ナイジェリアのバイオワクチン・ナイジェリアなど15の低・中所得国の研究所となっている。[51]

ただし、ハブを設置しただけで、順調にワクチン製造の分散化が図られるわけではない。実際、アフリジェンはモデルナのワクチンレシピを真似て、独自にｍＲＮＡワクチンを開発したが[52]、そのプラットフォームが安全で高品質で有効なｍＲＮＡワクチンを生産できることを保証するためには、製造の拡大と流通の前に検証が必要となると指摘されている[53]。また、技術移転の試みだけで、格差の問題に対処できるわけではない。実際、ＷＨＯも「現地生産を促進するという、より広い文脈では、技術移転だけでは不十分」だと述べている。技術移転に加え、医薬品規制能力の強化と現地の人材育成、ワクチンに関するサプライチェーンの強化も並行して行われる必要があると指摘している。そのため、ＷＨＯは人材育成に関しては、韓国政府と協力してグローバル・バイオ製造訓練ハブ（Global Biomanufacturing Training Hub：ＧＨＴ－Ｂ）を設立し、また学習機会の拡充に関しては、フランスと協力してＷＨＯアカデミーを設立し、こうしたギャップに対処しようと試みている。サプライチェーンに関しては、とりわけｍＲＮＡワクチンの場合、必須原材料のリストは長く、ＷＨＯは、これらの成分の一部の地域生産を促進する機会を模索すると述べている[54]。

さらに、現地生産を拡大するにあたっては、ワクチン価格の保証も重要なテーマとして現地社会にのしかかっている。今まで、先進国のワクチンに依存してきたアフリカでは、現地生産のワクチンに関する適切な市場が整えられていないのだ。新興企業が製造するワクチンや医薬品は一般的に、すでに大規模な世界市場に供給しているインドや中国の巨大製薬会社が製造するワクチンや医薬品よりも高価になる可能性が高い。例えば、南アフリカ政府が一部所有するバイオバック（Biovac）は、2021年からファイザーの肺炎球菌ワクチンPrevnar 13を製造しているが、南アフリカの保健当局は、国産のバイオバック製のワクチンではなく、インドのジェネリック企業が製造した、より安価な肺炎球菌ワクチンを購入する決定を行った。[55] 後者の方が安価に抑えられるためだ。mRNAワクチンに関しても、現地生産を持続可能なものにするためには、アフリカにおける生産能力の商業的な持続可能性を高めることと、より長期的な投資が必要だと指摘されている。[56] 技術移転は必要だが、それだけでは十分ではなく、規模の経済が機能しうるまで、政府による研究開発、人材育成への投資、地元産ワクチンに割増料金を支払うことなど、様々な支援が必要だという指摘もある。[57]

総じて、パンデミックの経験は、一部の製造元に開発と製造が集中した既存のワクチン開発製造システムの限界と、より分散化された機敏な製造システムへの変換の必要性を強く世界に認識させたと言える。その経験を踏まえ、客観的な評価と今後に向けた具体的な勧告がすでになされているが、それを実行に移していくためには国や諸アクターの適切な協力が必要となるし、第四章で見ていく通り、イノベーションの必要性も大いにある。

4. ワクチン問題と国際関係

(1) 先進国 vs. 途上国

本章の最後に、以上で見たような著しいワクチンアクセス格差が国際関係にもたらした影響を見ておきたい。ワクチンへのアクセス格差は国際関係にも様々なインパクトをもたらした。第一は、途上国と先進国の対立の助長をもたらした。特にパンデミック下では、ワクチンの特許をめぐって、ＷＴＯにおいて途上国と先進国の間で激しい対立が繰り広げられた。２０２０年10月２日、インドと南アフリカは、ワクチンが多くの低・中所得国に行きわたるまでの間、すべての新型コロナワクチン、治療薬、診断の特許権を一時停止するよう求める提案をＷＴＯに提出した。[58] これに対し、２０２１年5月には、'A joint declaration on the importance of IPRs to Covid vaccine manufacturing scale-up and future pandemic preparedness'（新型コロナワクチンの製造規模拡大と将来のパンデミックへの備えに対する知的財産権の重要性に関する共同宣言）と題する声明がＷＴＯに提出された。これは各国の経済団体や製薬団体が結成した市民社会組織によるもので、声明の中では、特許権は持続可能なワクチン製造の規模拡大や、将来のパンデミックに備えた研究開発に不可欠であること、ワクチンの価格は現地生産の拡大ではなく、世界的な競争によって低く抑えられること、技術移転が伴わなければ、知的財産権の放棄はワクチン生産拡大に影響を及ぼさないなど、インドや南アフリカの主張に真っ向から反対する主張が綴られている。[59]

結局、2年近く、議論が平行線を辿った後、2022年6月のWTO閣僚会議にて、発展途上国で生産された新型コロナワクチンの限定的な特許権免除が合意された。[60] これにより、発展途上国は以後5年間、特許権者の同意なしにワクチンの生産と供給を行うことが可能となった。しかし、実際にはワクチンに関しては、製造元からの技術移転等を受けなければ、強制実施権[61]を使って安全性の高いワクチンを製造することは難しく、どこまでこの合意に効果があるのかは不透明だとされる。また、強制実施権は特許権に関してのみ行使可能であり、ワクチン製造の鍵となる企業秘密などのすべての知的財産を対象に行使可能なわけではなく、その点を限界として指摘する見方もある。[62]

なお、このWTO閣僚会議では2020年にインドと南アフリカが提供した項目のうち、ワクチンに関する項目のみが認められ、治療薬と診断に関する特許権の扱いについては、以後6か月以内に検討することが合意された。[63] しかし、治療薬と診断の特許権に関しては、2024年3月、WTOで議論が打ち切られた。[64] 特許権をめぐる先進国と途上国の対立は70年以上に及ぶが、特許は開発のインセンティブであり、不公平なアクセスの要因ではないと主張する先進国側の主張と、特許権放棄ならびに強制実施権の行使を求める途上国の対立はいまだに継続している現状だ。

先進国と途上国の立場の違いは、現在、交渉が行われているパンデミック条約の交渉でも、色濃く見られる。例えば2024年3月に公開された草案（Revised draft of the negotiating text of the WHO Pandemic Agreement）の第12条（アクセス＆ベネフィットシェアリング）では、病原体へのアクセスおよび利益の分配のための多国間システムの確立を謳い、具体的には製造された診断薬、治療薬またはワクチンの20％が国際的に懸念される公衆衛生上の緊急事態またはパンデミックに際して、国際的に利用可能になることが提案されている。[65] この条文案をめぐっては、条文の実現を求める途上国と、反対する先進国や製薬企業の間で議論が平行線を辿ってきた。

(2) 保健外交

ワクチンへのアクセス格差がもたらす国際的な影響の第二点は、戦略的なワクチン外交の台頭とその地政学的な影響である。既述の通り、各国がワクチン・ナショナリズムに走り、COVAXも予定通りにその活動を進められない中で、2020年から2021年にかけて、各国による戦略的なワクチン外交が繰り広げられた。[66] ワクチン外交の台頭は、グローバル・ヘルス・ガバナンスの停滞を浮き彫りにしたとの指摘もある。[67]

そもそも近年では、いわゆる科学外交（Science Diplomacy）と呼ばれるものが世界各国で活発に展開されてきた。科学外交とは一般的に、二つ以上の社会の関係を深める目的で、広い意味での科学協力を展開することだとされている。[68] アメリカのオバマ政権が主にアラブ世界との関係改善を目的に、科学特使を任命し、科学分野での様々なアウトリーチ活動を展開したことは、その最たる事例である。[69] 科学外交の有用性は比較的最近の国際関係で認識されるようになったが、その背景としては、20世紀後半の国際社会で、気候変動や感染症などグローバルイシューが多様化し、これらの問題の解決には科学的なアプローチが不可欠であることが大きい。[70]

保健の分野に特化としたものとしては、保健外交（Health Diplomacy）という言葉も近年、盛んに聞かれる。国家間の交渉（外交）は旧来、狭義の安保や、紛争に発展する可能性があるイシューに限られていたが、近年ではグローバル化の影響により、その対象となるものは人権や気候変動、健康に関するものなど多様化してきている。[71]

近年のヘルス・ガバナンスにおいては、非国家アクターの参画の機会が増え、その中で、国家は役割を相対化させてきた側面があるものの、依然、重要なアクターであり続けている。古くは各国の保健省を通じた関与が一般的であったが、近年では外務省や国際協力・開発庁を通じて、特定の国あるいは世界全体の保健システムの向上を目指した関与が増えている。またその際、自国の政治的影響力の拡大や特定国との関係の強化など、何らかの政治的目的が付随している場合が多い。本書ではこれを「保健外交」と呼ぶ。[72]とりわけ感染症が世界各地で発生する中、ヘルス・セキュリティ意識の高まりと連動して、保健外交が活発に展開されるようになったと指摘されている。つまり各国の安全保障の観点から感染症やバイオテロへの可能性が位置付け直される中で、それに関する政策や戦略の相互作用が生じてきたのだ。[73]実際、感染症は安保理やG7などのハイレベルな多国間枠組みでも扱われる機会が増えたし、二国間の外交の課題としても頻繁に登場するようになっている。

各国が国際的影響力を高めたり、自らの構想を実現したりする上で、保健外交は重要な手段として利用されることもしばしばある。中国も影響力確保の観点から保健外交に力を入れてきた。2017年1月には習近平国家主席がWHOを訪問し、当時のマーガレット・チャン（Margaret Chan）事務局長と会談、一帯一路構想のもと公衆衛生上の緊急事態への対応や中国製の薬やワクチンの活用に関する協定を締結した。[74]2017年8月には一帯一路構想の関係国保健大臣、WHO事務局長らを招き、一帯一路ハイレベル保健会合を開催、[75]感染症の予防や公衆衛生上の緊急事態への対処、保健政策やワクチンの研究開発に関して連携していくことが確認された。中国によるマスク外交やワクチン外交も、その延長線上に位置付けられる。[76]

(3) 中国によるワクチン外交

パンデミック下でのワクチン外交の事例は枚挙に暇がない。例えば中国の李克強首相は2020年8月にメコン開発協力の加盟5か国に対し、当時、開発中であった中国産ワクチンを優先的に供与する約束をした。[77] この時までに中国はブラジル、インドネシア、フィリピンにも優先供給を約束していた。ワクチンはマスクよりも希少価値が高く、供与と引き換えに、南シナ海での行動に支持を得るなど、外交ツールとして機能する意図もあるとされた。[78] 2020年10月には、王毅外相がインドネシアのルフット・ビンサル・パンジャイタン（Luhut Binsar Pandjaitan）海洋・投資担当調整大臣との会談の中で、インドネシアにおけるワクチンの研究、生産、供給を支援する意向を示した。[79] 年末にかけては中南米、中東にもワクチンの売買契約を結び、12月にはUAEやバーレーンで中国産ワクチンの承認が行われた。中国はモロッコやエジプトにワクチン製造工場を設置し、地域の供給拠点とすることも視野に入れているとされる。[80] 2021年4月には、中国のシノバック（科興控股生物技術）とエジプト国営医薬品企業バクセラ（VACSERA）が、ワクチン共同製造に向けた契約を締結、その直後の6月、国連人権理事会で「香港、新疆ウイグル、チベットの問題は中国の内政であり、他国が干渉すべきでない」と謳った共同声明をエジプトは支持し、王毅外相自身、ワクチンに関する両国の戦略的パートナーシップが「最高の時期」

にあると言及するほどであった。[81]

パンデミック下での中国のマスクなりワクチン支援は、ワクチンが絶対的に不足している地域を対象とした必要にもとづくものであったというより、非常に戦略的に行われていたことが専門家の間では指摘されている。中国の専門家であるアジア研究所の松本はる香は『ワクチン外交』を含む新型コロナ関連の国際的支援は、地政学的な布石を考慮に入れた極めて戦略的なもので、それらの支援を通じた別の意図が見え隠れ」していたと論じる。ここで言う「別の意図」とは、国際社会における影響力の拡大である。既述のエジプトの事例に加え、松本は中国による台湾のワクチン獲得妨害、イタリアやセルビアなど一帯一路に参画する国への緊急医療支援を戦略的な事例として挙げている。[82]

パンデミック下での中国の医療関連支援は、中国国内で製造されたワクチン現物の提供に加え、現地での製造支援や、保冷設備の支援など多岐にわたっていた。2022年はじめには、シノバックとバクセラがワクチン保冷のための設備を設立することで合意した。[83] 無論、その品質や、契約に伴う債務の増加など、負の側面も見込まれるため、中国のワクチン外交への総合的な評価は慎重になされる必要があると思われる。

長く欧米産のｍＲＮＡワクチンの使用を拒んできた中国は、2023年3月に独自のｍＲＮＡワクチンを承認したと発表したものの、[84] 同年7月には、需要の低下を理由に製造の停止を発表している。[85] 一方、米中対立の中でも、２０２３年７月には、アメリカのモデルナがｍＲＮＡワクチン開発に関して中国と契約を結んだとの報道がなされた。[86] 米中間でワクチンをめぐる協力が展開されるのか、今後の行方を注視する必要がある。

(4) 戦略的に展開されたワクチン外交

中国のワクチン外交の動きは米中対立と連動し、アメリカをはじめとする西側諸国のワクチン外交を誘引してきた。アメリカは国内のワクチン接種の目処が立った２０２１年４月頃から中国に対抗して、二国間、ＣＯＶＡＸへの寄付、インドに日本、アメリカ、オーストラリアからなる４か国の外交・安全保障政策の枠組み「クアッド（Quad）」を通じたワクチンの寄付、ワクチン製造能力拡大に向けた支援、コールド・チェーン（ワクチンを適切な温度で運ぶための低温物流システム）支援などに取り組んできた。しかし、いずれも必要にもとづく支援とは必ずしも言えなかった。米外交問題評議会が公開しているデータによれば、アメリカ、ヨーロッパ、中国、日本、オーストラリアらのワクチン外交の支援先は、世界で最もワクチン接種率が低いサブサハラ・アフリカではなく、アジア太平洋地域に集中している（図１）。中国によるワクチン外交の主な対象も、アジアや中南米の中所得国に比重が置かれており、[87] それを意識した結果、戦略的に重要な地域に支援が集中してきた。イデオロギー対立や国際社会の分断が深まっている現状では、なおさらワクチン外交が戦略的考慮により突き動かされる傾向にあることが明らかだ。[88]

デューク大学グローバル・ヘルス・イノベーションセンターが公開しているデータによれば、2023年5月の時点で、世界で最大のワクチンを寄付した国はアメリカで約8億回分、2位が中国で約2・8億回分となっている（図2）。地域別で最も多くのワクチン寄付を得た地域（COVAXは除く）は、東アジアと太平洋地域で1・1億回分、サブサハラ・アフリカは6200万回分となっている。[89] 最も接種率が低かったサブサハラ・アフリカが寄付量で2位という事実には驚かざるをえない。寄付が、必要に応じて、というより戦略的に行われていたことがうかがえる。アメリカの寄付先は図1の通りである。アフリカにも寄付がなされているが、アジア太平洋地域の幅が広くなっていることから、この地域に集中的に寄付がなされたことがわかる。中国の寄付先と比較してみると、幅が広い枠が重なっていることも明確だ。寄付はワクチンアクセス格差を埋める上で重要な一つのアプローチであることに変わりはない。ただ、これらのデータが示す通り、その動向は支援国や外交戦略に大きく左右されうる。国ベースの支援に加え、本当に必要なところに手が届くための国際的な取り組みも併せて強化される必要があるのはそのためである。

以上の通り、パンデミック下では、甚大なワクチンアクセス格差が見られ、その間を縫うかのように各国による戦略的なワクチン外交が展開された。そしてその模様は地政学的な対立が深ま

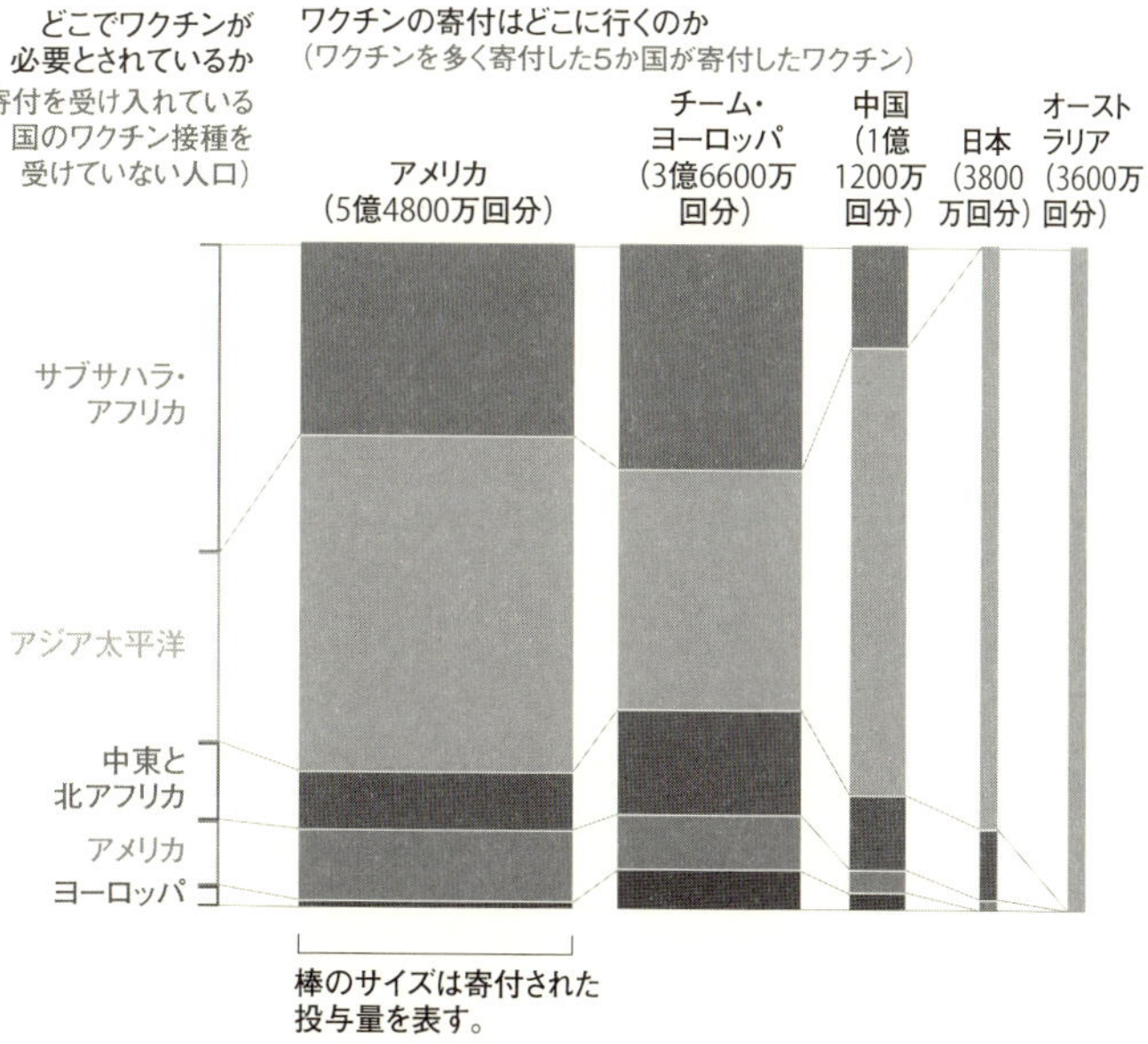

2021年11月29日時点の寄付されたワクチンとワクチン接種を受けていない人口数。寄付されたワクチンには、特定の受領国に配送されると発表された、または特定の受領国に割り当てられると発表されたワクチンの寄付のみが含まれる。高所得国は追加の1570億回分の投与を約束していたが、これらの投与量は特定の受益国に割り当てられていないため、この数字にはカウントされていない。「チーム・ヨーロッパ」には欧州連合、アイスランド、ノルウェーが含まれる。

図1　各国の主要なワクチンの寄付先（地域別）

出典：Council on Foreign Relations, "Visualizing 2022: Trends to Watch, Last updated December 6, 2021 3:00 pm (EST)", https://www.cfr.org/article/visualizing-2022-trends-watch?utm_medium=social_share&utm_source=tw より著者作成。

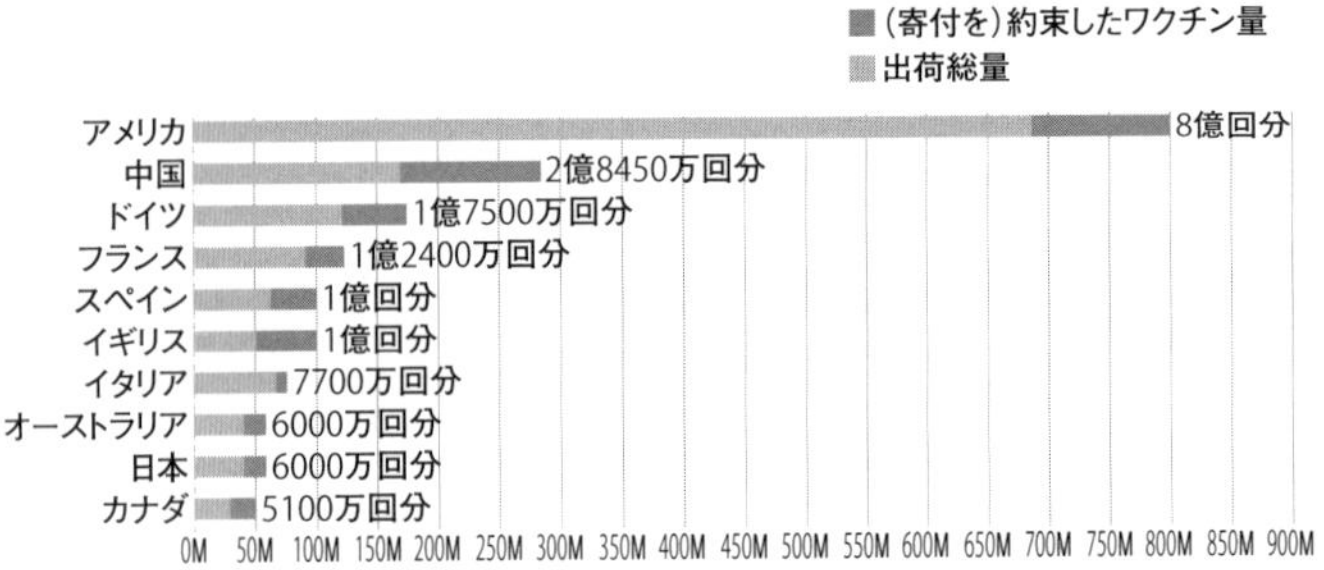

図２　寄付上位10か国別の寄付概要
棒グラフは、約束されたワクチンの合計数順。

出典：Duke Global Health Innovation Center, "Overview of Donations by top 10 donating countries:Data updated on May 5th 2023", https://launchandscalefaster.org/covid-19/vaccinedonations より著者作成。

る中で、今後の世界のパワーバランスに大きな影を落としうるほどのインパクトがあるものだった。支援が悪いわけではなく、支援は必要だ。しかし、どのような形態の支援が必要であるかを検討する必要があり、また従来とは異なるイノベーションも強く求められていると言える。第四章では、パンデミックの備えと対応能力の強化に向けたイノベーションの側面に焦点を当てて見ていくが、その前に、次章では、地域の取り組みに光を当ててみたい。

注

1 Olivier J. Wouters, Kenneth C. Shadlen, Maximilian Salcher-Konrad, Andrew J. Pollard, Heidi J. Larson, Yot Teerawattananon and Mark Jit, "Challenges in ensuring global access to COVID-19 vaccines: production, affordability, allocation, and deployment", *The Lancet*, volume 397-10278, 2021.

2 国立感染症研究所「新型コロナワクチンについて（２０２１年６月18日現在）」２０２１年６月25日、https://www.niid.go.jp/niid/ja/2019-ncov/2484-idsc/10460-covid19-44.html

3 European Parliament, "Mapping of long-term public and private investments in the development of COVID-19 vaccines", March 2023, https://www.europarl.europa.eu/RegData/etudes/STUD/2023/740072/IPOL_STU(2023)740072_EN.pdf

4 Philip Ball, "The lightning-fast quest for COVID vaccines – and what it means for other diseases: The speedy approach used to tackle SARS-CoV-2 could change the future of vaccine science", *Nature* 589, 2021.

5 日本経済新聞「チャートで見るコロナワクチン　世界の接種状況は」、https://vdata.nikkei.com/newsgraphics/coronavirus-vaccine-status/

6 この点は詫摩佳代『人類と病――国際政治から見る感染症と健康格差』中央公論新社、２０２０年、第５章、参照。

7 同右、第２章。

8 WHO, "WHO recommendations for routine immunization – summary tables", as of March 2024, https://www.who.int/teams/immunization-vaccines-and-biologicals/policies/who-recommendations-for-routine-immunization---summary-tables; Pierre Muhoza et al., "Routine Vaccination Coverage – Worldwide, 2020", *CDC Weekly*, 70 (43), 2021.

9 WHO Fact Sheets, "Immunization coverage", 18 July 2023, https://www.who.int/news-room/fact-sheets/detail/immunization-coverage

10 Lauren Francis, Liliana Carvajal-Velez, George Mwinnyaa and Joao Pedro Azevedo, "UNICEF, Zero-Dose Children: The alarming reality of missed vaccinations highlighted in UNICEF's 2023 World Immunization Week Dashboard", 27 April, 2023, https://data.unicef.org/data-for-action/zero-dose-children-the-alarming-reality-of-missed-vaccinations-highlighted-in-unicefs-2023-world-immunization-week-dashboard/

11 US CDC, Vital Signs, "Inequities in Flu Vaccine Uptake: More Vaccination Needed for People from Some Racial/Ethnic Groups", Updated October 18, 2022, https://www.cdc.gov/vitalsigns/flu-inequities/index.html

12 Aleksandr Aravkin et al., "Estimating global and regional disruptions to routine childhood vaccine coverage during the COVID-19 pandemic in 2020: a modelling study", *The Lancet*, vol.398-10299, 2021, pp.522-534.

13 Muhoza et al., op.cit., "Routine Vaccination Coverage – Worldwide, 2020".

14 UNICEF, "Immunization", July 2023, https://data.unicef.org/topic/child-health/immunization/

15 Ibid. 予防接種を受けられなかった子ども（zero-dose children）の数は、２０２１年には１８１０万人にまで増加したが、２０２２年には１４３０万人へと減少し、ほぼパンデミック前の２０１９年のレベルに戻ったと指摘されている。

16 Alan R. Hinman et al., "VACCINE SHORTAGES: History, Impact, and Prospects for the Future", *Annual Review of Public Health*, Vol.27, 2006.

17 Ibid.

18 Ibid.

19 WHO, *Global vaccine market report 2022: a shared understanding for equitable access to vaccines*, 2023.

20 WHO, "List of Prequalified vaccines", https://extranet.who.int/pqweb/vaccines/prequalified-vaccines

21 Hinman et al., op.cit., "VACCINE SHORTAGES: History, Impact, and Prospects for the Future".

22 厚生労働省「ワクチン産業ビジョン」平成19年、https://www.mhlw.go.jp/shingi/2010/03/dl/s0315-5n.pdf

23 Chris Lo, "The dengue vaccine dilemma", *Pharmaceutical Technology*, December 16, 2019, https://www.pharmaceutical-technology.com/features/dangvaxia-philippines/ ; Gideon Lasco and Vincen Gregory Yu, "Communicating COVID-19 vaccines: lessons from the dengue vaccine controversy in the Philippines", *BMJ Global Health*, 6-3, 2021.

24 Monica Malta, Placide Mbala-Kingebeni, Anne W. Rimoin and Steffanie A. Strathdee, "Monkeypox and Global Health Inequities: A Tale as Old as Time...", *International Journal of Environmental Research and Public Health*, 19(20): 13380, 2022.

25 European Parliament, op.cit. 欧州議会による報告書も、公的機関による多額の投資を、異例の開発スピードの一因に挙げている。

26 Hussain S. Lalani et al., "US public investment in development of mRNA covid-19 vaccines: retrospective cohort study", *BMJ* 380, 2023.

27 Stefan Anderso, "U.S. Government Invested $31.9 Billion in mRNA Vaccine Research and Procurement", *Health Policy Watch*, 2 March 2023, https://healthpolicy-watch.news/u-s-government-invested-31-9-billion-in-mrna-vaccine-research-and-procurement/

28 Bob Woodward, *Rage*, Simone & Shuster, 2020, chap.40.

29 Lalani et al., op.cit.

30 Ibid.

31 European Parliament, op.cit.

32 Ibid.

33 White House, "President Donald J. Trump's Effort To Provide Americans With A Safe And Effective Vaccine Is Delivering Results", 8 December 2020, https://trumpwhitehouse.archives.gov/briefings-statements/president-donald-j-trumps-effort-provide-americans-safe-effective-vaccine-delivering-results/

34 US Department of Defense, "Trump Administration Purchases Additional 100 Million Doses of COVID-19 Investigational Vaccine From Pfizer", 23 December 2020, https://www.defense.gov/News/Releases/Release/Article/2455698/trump-administration-purchases-additional-100-million-doses-of-covid-19-investi/

35 アルバート・ブーラ『Moonshot ——ファイザー　不可能を可能にする９ヶ月間の闘いの内幕』光文社、２０２２年、第10章。

36 同右、第６章。

37 Jeffrey Heller, "Israel's Netanyahu bets all on vaccine success to secure election win", 4 March 2021, *Reuters*, https://www.reuters.com/article/health-coronavirus-israel-election-vacci-idUSKBN2AW1ED

38 Dan Diamond, "House panel: Trump sought to pressure FDA on covid vaccines, treatment: The report offers fresh details about that campaign and how it rattled agency officials", *The Washington Post*, 24 August 2022, https://www.washingtonpost.com/health/2022/08/24/trump-fda-pressure-covid-vaccines-treatment/

39 Woodward, *op.cit.*, chap.44.

40 Laurie McGinley, Carolyn Y. Johnson and Josh Dawsey, "FDA authorizes the first coronavirus vaccine, a rare moment of hope in the deadly pandemic", *The Washington Post*, 12 December 2020, https://www.washingtonpost.com/

health/2020/12/11/trump-stephen-hahn-fda-covid-vaccine/

41 Jonathan Lemire, Jill Colvin, Matthew Perrone and Zeke Miller, "Pushed to rush, FDA head says feds will get vaccine 'right'", *AP News*, 2 December 2020, https://apnews.com/article/election-2020-donald-trump-mark-meadows-coronavirus-pandemic-elections-d93bd92727e89e451a2be73ec3de8ede

42 厚生労働省「医薬品等の緊急承認制度について」２０２２年８月19日、https://www.mhlw.go.jp/stf/emergencyapproval_faq.html

43 Seth Berkley, "COVAX explained", GAVI, 3 September 2020, https://www.gavi.org/vaccineswork/covax-explained; GAVI, "The COVAX No Fault Compensation Programme: Explained", 20 July 2021, https://www.gavi.org/vaccineswork/covax-no-fault-compensation-programme-explained

44 GAVI, op.cit., "The COVAX No Fault Compensation Programme: Explained".

45 Katelyn J. Yoo, Akriti Mehta, Joshua Mak, David Bishai, Collins Chansa and Bryan Patenaude, "COVAX and equitable access to COVID-19 vaccines", *Bulletin of World Health Organ* 100(5), 2022,

46 ITAD, "Final Report: COVAX Facility and AMC Formative Review and Baseline Study", 15 March 2023, https://www.gavi.org/sites/default/files/programmes-impact/our-impact/Final-Report_COVAX-Facility-and-COVAX-AMC-Formative-Review-and-Baseline-Study.pdf

47 Ibid.

48 WHO, "The mRNA vaccine technology transfer hub", https://www.who.int/initiatives/the-mrna-vaccine-technology-transfer-hub

49 Georgia Bisbas, "mRNA Technology Transfer Programme", *Lancet Microbe*, Volume 4, Issue 8, 2023.

50 Kerry Cullinan "Despite Hosting mRNA Hub, South Africa Buys Vaccines From India – Highlighting Tension Between Price Pressures and Local Production", *Health Policy Watch*, 20 April 2023, https://healthpolicy-watch.news/despite-hosting-mrna-hub-south-africa-buys-vaccines-from-india-highlighting-tension-between-price-and-local-production/

51 WHO, "Recipients of mRNA technology from the WHO mRNA technology transfer hub", https://www.who.int/initiatives/the-mrna-vaccine-technology-transfer-hub/recipients-of-mrna-technology-from-the-who-mrna-technology-transfer-hub

52 Cullinan, op.cit.

53 Bisbas, op.cit.

54 WHO, "The mRNA vaccine technology transfer hub/FAQ", https://www.who.int/initiatives/the-mrna-vaccine-technology-transfer-hub/faq

55 Cullinan, op.cit.

56 Ibid.

57 Ibid.

58 WTO, Council for Trade-Related Aspects of Intellectual Property Rights, "WAIVER FROM CERTAIN PROVISIONS OF THE TRIPS AGREEMENT FOR THE PREVENTION, CONTAINMENT AND TREATMENT OF COVID-19: COMMUNICATION FROM INDIA AND SOUTH AFRICA", WTO/IP/C/W/669, 2 October 2020.

59 "A joint declaration on the importance of IPRs to Covid vaccine manufacturing scale-up and future pandemic preparedness", submitted to the WTO, May 2021, https://www.wto.org/english/tratop_e/covid19_e/iprs_declaration_e.pdf

60 Rebecca Robbins, "W.T.O. countries agree to a limited relaxing of patent protections on coronavirus vaccines", *The New York Times*, 17 June 2022.

61 医薬品の特許をめぐる問題については、詫摩、前掲書、第５章参照のこと。

62 Tahir Amin and Aaron S. Kesselheim, "A Global Intellectual Property Waiver is Still Needed to Address the Inequities of COVID-19 and Future Pandemic Preparedness", *Inquiry*, 59, 2022.

63 John Heilprin, "Divided World Trade Organization Presses to Delay Decision on IP Waiver for COVID Treatments", *Health Policy Watch*, 16 December 2022, https://healthpolicy-watch.news/divided-world-trade-organization-presses-to-delay-decision-on-ip-waiver-for-covid-treatments/

64 Ed Silverman, "WTO proposal for Covid diagnostics and therapeutics waiver is abandoned", 5 March 2024, *Stat News*, https://www.statnews.com/pharmalot/2024/03/05/wto-patents-diagnostics-medicines-therapies-therapeutics/

65 WHO, "Revised draft of the negotiating text of the WHO Pandemic Agreement", A/INB/9/3 Provisional agenda item 2 13 March 2024, https://apps.who.int/gb/inb/pdf_files/inb9/A_inb9_3-en.pdf

66 イローナ・キックブッシュは新型コロナのパンデミックの間、各国で2種類の保健外交が展開されたと指摘する。一つは連帯と公平性を確立することを目的とした、ＣＯＶＡＸ等をめぐる取り組みであり、もう一つは地政学的優位性を獲得することを目的とした、いわゆるワクチン外交である。Ilona Kickbusch and Austin Liu, "Global health diplomacy – reconstructing power and governance", *Political Science and Health*, vol.399-10341, 2022.

67 山田敦「ワクチン外交」『一橋法学』第20巻2号、２０２１年。

68 Pierre-Bruno Ruffini (ed.), *Science and Diplomacy: A New Dimension of International Relations*, Springer, 2017, chap.2,

69 詳しくは Peter J. Hotez, *Preventing the Next Pandemic: Vaccine Diplomacy in a Time of Anti-science*, Johns Hopkins University Press, 2021, chap.3 参照のこと。

70 Ruffini (ed.), *op.cit*, chap.2.

71 Ilona Kickbusch et al. (eds.), *Global Health Diplomacy: Concepts, Issues, Actors, Instruments, Fora and Cases*, Springer, 2013, chap.1.

72 詫摩佳代「先進国の保健外交――フランスとＷＨＯの連携を中心として」城山英明編著『グローバル保健ガバナンス』東信堂、２０２０年９月、第７章でも触れている。

73 Kickbusch et al. (eds.), *op.cit.*

74 Charlotte Röhren, "Why China Could be a Game Changer for Global Health: With its growing international integration, China is becoming a major actor in global health issues", *The Diplomat*, 2017.

75 Tun Tang, Zhihui Li, Wenkai Li, and Lincoln Chen, "China's Silk Road and global health", *The Lancet*, 390-10112, 2017.

76 詳しくは詫摩佳代「国際協力という可能性――グローバル・ガバナンスと地政学」北岡伸一・細谷雄一編著『新しい地政学』東洋経済新報社、２０２０年、第５章参照のこと。

77 Keegan Elmer, "China promises its Mekong neighbours priority access to a coronavirus vaccine developed in China", *South Morning Post*, 24 August 2020, https://www.scmp.com/news/china/diplomacy/article/3098610/china-promises-its-mekong-neighbours-priority-access

78 Chao Deng, "China Seeks to Use Access to Covid-19 Vaccines for Diplomacy", *The Wall Street Journal*, 17 August 2020, https://www.wsj.com/articles/china-seeks-to-use-access-to-covid-19-vaccines-for-diplomacy-11597690215

79 M. Taufiqurrahman, "Indonesia can be manufacturing hub for COVID-19 vaccine, says Chinese foreign minister", *Jakarta Post*, 13 October 2020, https://www.thejakartapost.com/news/2020/10/12/indonesia-can-be-manufacturing-hub-for-covid-19-vaccine-says-chinese-foreign-minister.html.

80 Ruth Michaelson, "'Vaccine diplomacy' sees Egypt roll out Chinese coronavirus jab", *The Guardian*, 30 December

2020, https://www.theguardian.com/global-development/2020/dec/30/vaccine-diplomacy-sees-egypt-roll-out-chinese-coronavirus-jab

81 Rachel Zhang, "Sinovac set to start making Covid-19 jabs in Egypt as China expands vaccine push", *South China Morning Post*, 28 June 2021, https://www.scmp.com/news/china/diplomacy/article/3139036/sinovac-set-start-making-covid-19-jabs-egypt-china-expands?utm_source=Twitter&utm_medium=share_widget&utm_campaign=3139036

82 松本はる香「新型コロナウイルスをめぐる中国の『ワクチン外交』」『国際問題』７０２号、２０２１年８月。

83 *Xinhua*, "China's Sinovac to support Egypt with fully-automated cooling facility for vaccine storage", 20 January 2022, https://english.news.cn/africa/20220120/12595ae85d264d2c955e65bca71a4aa1/c.html

84 Nicole Hong and Alexandra Stevenson, "China Approves an mRNA Covid Vaccine, Its First", *The New York Times*, 22 March 2023.

85 *Reuters*, "China's Stemirna halts work at planned mRNA vaccine factory, cites lack of demand", 19 July 2023, https://www.reuters.com/business/healthcare-pharmaceuticals/chinas-stemirna-halts-work-planned-mrna-vaccine-factory-cites-lack-demand-2023-07-19/

86 Annika Kim Constantino, "Moderna strikes deal to develop mRNA drugs in China", *CNBC*, 5 July 2023, https://www.cnbc.com/2023/07/05/moderna-strikes-deal-to-develop-mrna-drugs-in-china-.html

87 UNICEF, "COVID-19 Vaccine Market Dashboard", https://www.unicef.org/supply/covid-19-vaccine-market-dashboard

88 Council on Foreign Relations, "Visualizing 2022: Trends to Watch, (Last updated December 6, 2021 3:00 pm (EST))", https://www.cfr.org/article/visualizing-2022-trends-watch?utm_medium=social_share&utm_source=tw

89 Launch and Scale Speedometer, "Vaccine Donations", https://launchandscalefaster.org/covid-19/vaccinedonations

第三章

地域内保健協力の可能性と課題

前章までで論じてきた通り、新型コロナパンデミックをめぐって、グローバルなレベルのヘルス・ガバナンスの綻びが数々明らかとなり、また地政学的な対立の深まりを反映してグローバルなレベルでの合意形成が難しくなっている。さらにリソースの分配をめぐっても、地政学的な動向の影響を強く受けるようになったことで、実質的な備えと対応を行う領域としての地域内保健協力の重要性が高まっている。実際、新型コロナパンデミックの最中には、国レベルでの対応強化はもちろん、各地域内で近隣諸国との連携強化や、連携強化のための新たな枠組み設置の動きが多数見られた。また地域を超えて、友好国の間でパンデミック対応の枠組みが見直されたり、新たに枠組みが設立されるという動きも見られた。地理的に近接する国々は同じ、あるいは似たような公衆衛生上の課題を抱えることも少なくなく、よって地域的な枠組みが強化されるのは自然な流れだと言えよう。歴史的に振り返っても、近隣諸国との関係強化、あるいは地域内保健協力はグローバルなレベルでの枠組みの整備に先んじて整えられてきた経緯がある。本章では歴史的にどのような形で地域内保健協力が進展してきたのか、また新型コロナパンデミック下において、各地域でどのような進展があったのかを振り返った上で、ポスト・パンデミックにおける地域内保健協力の可能性と課題について論じていきたい。

Ⅰ．地域内保健協力の歴史的系譜

(1) グローバルな保健協力に先行した地域内保健協力

感染症には気候の特質や衛生状況など、地域的な特質によって流行しやすい性格を持つウイルスも存在する。例えばマラリアはアフリカや東南アジアなど熱帯地方でよく見られる感染症であるし、黄熱病はアフリカや南米大陸で感染が見られる。またコレラは現在、先進国ではほとんど見られず、安全な水が得られないなど衛生環境が整っていない、あるいは人口密集地域で発生しやすい。このように、気候や衛生環境の特質によって特定の感染症が流行しやすい傾向を持つため、また物理的に距離が近い国から、人やモノの移動を通じて感染症が広がりやすいという傾向を持つために、歴史的に見ても、グローバルなレベルに先駆けて地域内協力が発展してきた。

感染症管理のためのグローバルな枠組みがまだ整っていなかった19世紀には、地域レベルでの協力枠組みが次々と形成された。１８３１年にはエジプトのアレクサンドリアに保健委員会(Board of Health のちに Egyptian Quarantine Board と名称変更)が設立された。当委員会は１８６９年にスエズ運河が開通すると、通行する船の管理を含め、地域局として活動。１９３８年にその機能はエジプト保健省に、１９４９年にはＷＨＯに引き継がれた。[1] １８３９年にはオスマン帝国内にコンスタンチノープル高等衛生委員会（Conseil Supérieur de Santé de Constantinople）が設立された。オスマン帝国とヨーロッパ諸国の交流が増大する中、帝国に入港する船への検疫や周囲の感染症情報に関して、関係国の間で共同歩調を取ることがその目的であった。[2] 以上の委員会は本部や事務局を有しない点で、地域的な国際機関とは呼べないが、関係国の代表によって構成され、各国共通の関心事である感染症の管理にともに従事したという点において、地域内保健協力の原型となった。

そのような中、史上初の地域内保健機関が20世紀初頭にアメリカで設立された。アメリカ大陸では19世紀末から20世紀初頭にかけて、ヨーロッパや中南米との人の行き来や経済交流が一段と盛んになり、ヨーロッパからコレラが、中南米から黄熱病が持ち込まれるようになった。[3] こうした状況に対処するべく、１９０２年にはアメリカ、キューバ、コスタリカ、メキシコ、チリの５か国を加盟国とし、汎米衛生局が設立された。[4] 衛生局は地域内外の感染症情報を収集し、保健分野の国家間協力の雛形を示したという評価もある。[5] 衛生局の本部はワシントンＤＣに置かれ、実質的な設備は米公衆衛生局が提供するなど、アメリカの強い影響力・リーダーシップが垣間見える一面もあった。[6]

(2) 戦前のアジアにおける地域内保健協力の試み

アメリカ大陸よりは随分遅れたものの、アジアでも同様に、地域内保健協力の枠組みが設立された。アジアでは19世紀以降、ペストとコレラが絶えず流行しており、こうした状況を改善する必要性は第一次世界大戦前からたびたび指摘されていたが、[7] アメリカ大陸とは異なり、地域内に強いリーダーシップを発揮する国も存在せず、その対応は第一次世界大戦後、国際連盟の設立を待たねばならなかった。１９２０年1月に国際連盟が発足し、そのもとに国際連盟保健機関が設置されると、当機関に対し、アジアにおける感染症対策を行うよう、期待が高まった。１９２２年6月の国際連盟保健機関の委員会にて、日本代表を務めていた宮島幹之助は「日本とその領土におけるコレラの流行について」と題する報告書を提出、この中でフィリピン、中国、インドなどの南アジアならびにシベリアを発生源として、アジアではペストとコレラが絶えず流行しており、それが日本、台湾、関東州、朝鮮半島に蔓延していると報告した。日本政府としては独自の防疫対策を試みてきたが、こうした措置が経済活動や交通の妨げになるとの批判を上海の保健当局と外国人商工組合から受けるという実情もあった。国別の独自の防疫対策には限界があるとして、宮島は国際連盟がアジアに感染症情報局を設立すること、そのための調査を行う目的で、国際連盟からアジアに視察団を派遣することを提案した。

こうしてシンガポールに、国際連盟保健機関極東支部として感染症情報局が１９２５年3月１日に開局した。感染症情報局の設立によって、ヨーロッパとアフリカの感染症情報をジュネーブの国際連盟保健機関の感染症情報部門が、そしてアジアの感染症情報をシンガポール局が担当し、両組織が連携を図ることで、ヨーロッパ、アフリカ、アジアという広い領域における体系的な感染症情報網が設立されることとなった。情報局は感染症情報を無線で集め、毎週各地に配信していた。その際、シンガポール、東京、バンドン、サイゴン、上海、カラチ、ジュネーブなどの12の無線局が利用され、発信される情報はアジアに位置する連盟非加盟国にも利用された。情報局と通信を行っていた港の数は、１９３８年には地中海沿岸から東アジアに至るまで１８０港に増えていた。[8]

情報局の設立によって、感染症情報のやりとりが簡素化されたが、その効果はそれだけにとどまらなかった。情報局の設立によって、それまでヨーロッパに限定されていた国際連盟の活動がアジアに拡大されたのだ。第一次世界大戦の後に設立された国際連盟は、設立後初期の活動はヨーロッパに限定され、欧州域外からは批判を浴びていた。そのような中で、情報局の設立は国際連盟にとってそうした批判をかわし、グローバルな性格をアピールする機会となった。

このほか、情報局は地域レベルとグローバルレベルの保健協力を連結させる役割を果たした。[9]

当時のアジアには極東熱帯医学学会など関係諸国の専門家によって構成されるネットワークが

存在しており、情報局がこうした非政府ネットワークの活動に関与することで、地域レベルとグローバルなレベルの協力枠組みを連結させるような役割を果たすことにもなった。[10]

2. 戦後の地域内保健協力

シンガポールの感染症情報局は第二次世界大戦の開戦に伴い、活動停止を余儀なくされた。他方、第二次世界大戦中のアジアでは公衆衛生環境が著しく悪化してペストやコレラが流行、感染症情報業務への要望は依然高く、連合国が設立した連合国救済復興機関（United Nations Relief and Rehabilitation Administration：ＵＮＲＲＡ）が実質的に戦時中のアジアにおける感染症情報業務を担った。

感染症情報業務への要望は第二次世界大戦後も衰えることはなかった。戦後のアジアでは交通量や人の移動の増大に伴い、コレラをはじめとする様々な感染症の流行が見られたからだ。１９４６年、東南アジア最高司令部が戦前と全く同様に、無線を用いて関係諸アクターとの感染症情報業務を担った。東南アジア司令部による業務はあくまで暫定的なものであり、１９４６年にＷＨＯ設立が合意されると、感染症情報業務は戦前の設備と併せて、１９４７年4月にＷＨＯ暫定委員会に引き継がれた。同時に情報局はシンガポール感染症情報局（Singapore Epidemiological Intelligence Station）と名称を変更し、以降、東アジアにおける感染症情報業務ならびに関連地域における国際衛生協定の運営に携わることとなった[11]。

情報局は戦前の事業を継続しつつも、事業の効率化と拡大に務めた。第二次世界大戦後は航空交通の増大に伴い、情報局の業務は自然と拡大し、情報のやりとりに使用される無線局も、戦前から存在する既存の局に加えてインドネシア、台湾、中国などに新たに増設された。また、戦前のシンガポール感染症情報局は最大で２４７の港と交信していたが、１９４８年3月までにその数は２８３の港と保健当局に増加していた。また情報局が情報を入手してから24時間以内に、海上の船を含むほぼすべてのアクターに情報が伝えられるなど、交信のスピードも迅速化した。交信の内容も戦前に比べて拡大した。戦前はコレラ、ペスト、天然痘という三つの感染症情報のやりとりに限られていたが、戦後は日本脳炎やポリオといった他の感染症情報も含むものへと拡大された。このようにして戦後は戦前の活動を基軸としつつ、より柔軟に、より迅速に情報のやりとりがなされるようになったのだ。

戦後初期において有用な事業を担ってきた情報局であったが、１９４０年代後半になり、ＷＨＯの地域事務局が次々と設立されていくと、転機を迎えることとなった。１９４９年1月にはＷＨＯ最初の地域局として東南アジア地域局が開局し、同年7月1日には東地中海地域局が開局した。西太平洋地域にも同様の地域局を設立しようという機運が高まる中で、シンガポールの感染症情報局をどうするのかという議論が浮上した。当時のＷＨＯ事務局長ブロック・チゾム（Brock Chisolm）は情報局の有用性を認識し、情報局をＷＨＯアジア地域局に昇格させたい意向であった。他方、情報局はあくまで感染症情報業務に特化した小さな所帯であり、地域の多様な保健課題を扱うにはあまりにも小さすぎることも事実であった。結局、情報局をＷＨＯのアジア地域局に昇格させるのではなく、新たな地域局を設立することが決まり、１９５１年ＷＨＯの西太平洋地域局が開局、情報局の責務は地域局に移管された。[12]

その後、１９５１年の国際衛生規則の制定に際しては、情報局の26年に及ぶ経験が大いに反映された。第一章で見た通り、１９５１年には戦前の13の国際衛生協定を統合し、新しい一つのＩＳＲ（国際衛生規則）が採択された。[13]その第3条では、コレラ、チフス、天然痘、黄熱病が各領域内で発生した場合には、確認してから24時間以内にＷＨＯに電報で伝えることが加盟国に義務付けられたが、これは条文起草の際、アメリカ代表がシンガポール感染症情報局の経験を取り入れるべきだと述べ、それが実現されたという経緯がある。[14]さらにＩＳＲの第9条では、感染症流行の可能性がなくなった場合にも、ＷＨＯに通知する義務が規定された。これも情報局の慣例の一つであり、感染のリスクがなくなった場合に、速やかに移動の自由を取り戻すことを目指すものであった。[15]

第一章で見た通り、ＩＳＲはその後、たびたび改正を経てきたが、加盟国がＷＨＯに感染症情報を提供し、その情報にもとづきＷＨＯが状況を評価する、あるいはまとめた情報を各国に共有するという形式自体は、戦前から変わっていない。ＩＨＲ（２００５）第6条第1項では、各参加国は公衆衛生上の情報を評価後24時間以内に、自国領域内で発生したＰＨＥＩＣ（国際的に懸念される公衆衛生上の緊急事態）を構成するおそれのあるすべての事象およびそれら事象に対して実施される一切の保健上の措置を、ＷＨＯに通報しなければならないと定められている。また、第49条第7項では自国の領域で事象が発生した参加国は、事務局長に対し、ＰＨＥＩＣの終結および／または暫定的勧告の解除を提案できると規定されている。[16] いずれも戦前のシンガポール感染症情報局の慣例である。戦前にアジアで実施されていた感染症情報システムは時を経て、現在の世界的な感染症管理の枠組みの中で生き続けているのである。[17]

3. ポスト・パンデミックにおける地域内保健協力の可能性

(1) WHOの地域事務局

戦後のWHOには、六つの地域局が設立されたこともあり、近隣諸国間での協力関係が進展した。例えばアジアでも戦後、オーストラリアや日本、韓国らを含む西太平洋地域局が設立され、1951年に日本がWHOに加入すると、日本もWHO西太平洋地域局の活動に深く関係した。また、この西太平洋地域局は、日本外交の一つの柱であった、アジア諸国との関係を調整する上でも重視された。例えば、1951年3月24日の衆議院外務委員会にて、衆議院議員の北澤直吉は次のように述べた。

（……）西太平洋地区のブロックの保健の機関ができているということでありまして、私はこの点は非常にけつこうだと思うのであります。とにかく日本はアジアに存在しておりまして、アジアの国との関係を特に密接にしなければならぬということは、申し上げるまでもないのであります。従つてこういうように保健の面におきましても、経済の面においても、東南アジア、南方アジアの国々との関係を、さらに一層密接にするということは、当然必要と思うのでありますが、（……）私はこういうように地域的な機関、経済あるいは保健、あるいは文化、そういう各方面までにわたつて、アジア特に東南アジア諸国と日本の関係というものをさらに一層密接にするように、こういう機関を利用するといつてはおかしいですが、そういう観点から、こういう機関に対して特別の考慮を払うことが必要である、こう思うのでありますが、政府におかれましてもそういうような考えを持つておりますかどうか。[18]

これに対し、当時の外務政務次官・草葉隆圓《りゅうえん》は「御質問と全然同感に存じております」と返答しており、[19]西太平洋地域局との関係を外交的な観点から重視していた様子がうかがえる。

このようにWHOの地域事務局は、近隣諸国との情報共有や相互扶助を仲介し、関係国の協力を円滑なものとし、地域特有の課題にともに取り組む土台を提供した。他方、WHOの下部組織という位置付けでありながらも、最近では各地域事務局の独立性が非常に高く、政治的な問題となっている側面もある。[20]実際、WHOの地域事務局間のスタッフの流動性は非常に低く、協力が必要な場合でも円滑な交流を妨げている。1998年から2003年にWHO事務局長を務めたグロ・ハーレム・ブルントラント（Gro Harlem Brundtland）は、WHO本部と地域事務局の関係を改革する試みを行ったが失敗に終わった。地域の独立した機能は、ＷＨＯの有効性を妨げているとの指摘もある。[21]

(2) 地域内保健協力の法的位置付け

それでもなお、地域レベルの保健協力を行う意義とは、グローバルなレベルでの協力を補完することだろう。実際、公衆衛生危機対応を定めたＩＨＲ（２００５）にも地域的な取り組みへの配慮が記載されている。例えば、他の国際的合意との関係を定めた第57条では、その第３項にて「地域的な経済統合組織に加盟している参加国は、本規則に規定する義務を損なうことなく、当該組織において拘束力を有する共通規則を相互に適用しなければならない」との記載があり、グローバルな取り決めと地域的な取り決めが相互補完的に位置付けられている様子がうかがえる。またＩＨＲ（２００５）第44条第３項では、規則で定められているアセスメントや公衆衛生上の能力構築等に関し、二国間関係、地域的ネットワーク、ＷＨＯの地域事務所等、多様な経路を通じて実現することができるとの記載があり、ここにも、地域的な取り組みとグローバルな取り組みが相互補完的に位置付けられている様子がうかがえる。[22] ヒト、動物、環境の健康に関する分野横断的な課題に対して、関係者が協力して取り組むアプローチ（ワンヘルス）において、グローバルなレベルの取り組みの欠陥を補う一つの方策として、地域の枠組みを活用することを提唱する研究もある。[23]

２０２４年3月に公開されたパンデミック条約の草案にも、重層的なガバナンスの現状を前提として様々な条文が提案されている。例えば、草案の第19条では、「締約国は、ＷＨＯパンデミック合意またはＩＨＲ（２００５）の締約国である国々、特に発展途上国におけるパンデミックの予防、準備および対応能力を持続的に強化するために、直接および／または関連する地域機関または国際機関を通じて協力するものとする」と記載されている。[24] つまるところ新規国際文書では、国、地域、グローバルと重層的なレベルでそれぞれ進展が見られた昨今のグローバル・ヘルス・ガバナンスの現状、各レベルの相互補完性を前提とした上で、国際協力によって、地域間格差や国家間格差を解消することが一つの目的として掲げられているのである。このような位置付けを踏まえた上で以下では、各地域における取り組みを紹介していきたい。

(3) 欧州

既述の通り、ＷＨＯには六つの地域事務局が存在し、欧州に関しては、ＷＨＯ欧州地域局が存在するが、この地域局にはＥＵ加盟国に加えてロシアとウクライナが加盟しており、とりわけ

２０２２年２月のロシアのウクライナ侵攻以降は政治的な対立を反映して、地域事務局として実質的な感染症対応を行うのは難しい状態にある。

２０２３年５月には、前年５月の地域事務局会合での対ロシア非難に続き、当時、モスクワに置かれていたＷＨＯの非感染症疾患に関するオフィスを、ロシアの国外に移転する決議案が賛成多数で可決された。[25] ２０２３年５月末にジュネーブで開催された世界保健総会でも、多くの加盟国代表がロシアのウクライナ侵攻、長引く戦争とその公衆衛生へのインパクトに懸念を示した。これに対し、ロシア代表は「ここはニューヨークの安保理ではない」と言って、強い懸念を示し、世界保健総会での発言を厳格に保健問題に限定すべきだと、たびたび口を挟む場面が見られた。[26] 地政学的な分断が深く、国際的な保健行政にも影を落とす中で、欧州地域局はその影響を顕著に受けている。

そのような中で、欧州ではＷＨＯ欧州地域局ではなく、ＥＵという枠組みをベースにした地域内保健協力に進展の動きが見られる。ＥＵでは従来、加盟国それぞれの保健システムが異なる伝統と構造を持っており、国内行政における保健の比重も加盟国によって異なるがゆえに、当該分野の域内協力には多くの国が積極的ではなかった。他方、様々な感染症の流行に伴い、とりわけ１９９７年のアムステルダム条約以降、ＥＵは徐々に公衆衛生分野の権限を拡大させてきた。しかし、その範囲は医薬品の安全基準の創設など、一部の領域における権限に限られ、その役割もあくまで加盟国に対して補完的な役割にとどまってきた。９・１１同時多発テロ以降の２００１年には、バイオテロも含む幅広いヘルス・セキュリティを視野に入れたＥＵ保健安全委員会（EU Health Security Committee：以下、ＨＳＣ）が設立されていた。しかし既述の通り、ＥＵ側の権限は限定的なものであり、新型コロナパンデミックにおいても、ＨＳＣは脇役的な役割しか果たせなかったとの評価がある。[27]

パンデミックでの経験を受けて、ＨＳＣなど既存の枠組みを作り変えるのではなく、新たな制度枠組みを設立する必要性が認識され、２０２０年秋にＥＵは欧州保健連合（European Health Union）の設立に合意した。域内での医薬品や医療機器の供給状況のモニタリング、ワクチン治験やワクチンの有効性・安全性に関する情報や研究のコーディネート、またＥＵレベルでのサーベイランスシステムの整備、加盟国内における病床使用率や医療従事者数のデータ共有などを通じて、公衆衛生上の危機に対する地域レベルでの備えと対応を強化する狙いがある。[28] 欧州保健連合の中核要素は、国境を越える深刻な健康危機に対する既存の枠組みの再構築と、危機に対するＥＵの主要機関の役割と機能のアップグレード、特に欧州予防管理センター（European Centre for Disease Prevention and Control：ＥＣＤＣ）と欧州医薬品庁（European Medicines Agency：ＥＭＡ）および緊急時の対応のための新しいＥＵ当局の設立である。[29]

２０２１年９月には、欧州委員会の内部に健康緊急準備対応局（Health Emergency Preparedness

and Response Authority：以下、ＨＥＲＡ）が設立された。当局は健康上の緊急事態を予防し、検出し、迅速に対応することを目指すもので、万が一、緊急事態が発生した場合、ＨＥＲＡは医薬品、ワクチン、手袋やマスクなどその他の医療用品の開発、生産、配布を保証することが期待される。ウァズラ・フォン・デア・ライエン（Ursula von der Leyen）委員長によると、ＨＥＲＡは欧州保健連合の重要な柱であり、ＥＵの健康緊急対応と準備のキャパシティを増強させることが期待されるという。[30]

以上の動きからは、既存の枠組みの改編ではなく、新たな枠組みを形成することでＥＵレベルでの対応を本格化させたいという意向がうかがえるが、制度化を進めることが、どこまで対応能力の強化につながるのかは未知数である。新しい制度のもとでも、基本的には加盟国の裁量が優先され、ＥＵの役割はあくまで補助的なものにとどまっている。実際、欧州保健連合の設立に合意した後も、新型コロナパンデミック対応に関しては加盟国の国別の対応が優先され、ＥＵレベルでの対応は大幅に遅れた。[31] 使用する新型コロナワクチンの種類に関しても、加盟国の中で、必ずしも共同歩調は見られなかった。多くの加盟国が欧米製のｍＲＮＡワクチンを中心的に使用する中で、２０２１年はじめにハンガリーがＥＵの中で初めて中国製ワクチンを承認した。[32] ハンガリーは同年９月には、シノファームのワクチンをハンガリーで生産するための意向書に署名した。[33] また渡航制限等に関しても、必ずしも加盟国の間で共同歩調は見られなかった。２０２２

年末に中国がゼロ・コロナ政策を解除したのち、感染拡大が起き、アメリカや日本などが中国に対して水際対策を強化した。この際、ＥＵでは加盟国が独自の判断を取るように促され、スペインやイタリアなど一部の国が、中国に対して厳しい水際対策を講じた。その際、イタリアのジョルジャ・メローニ（Giorgia Meloni）首相がＥＵとして共同の措置を取るように促す一幕があった[34]が、ＥＵでは実質的に加盟国単位での対応が積み重ねられてきた形だ。欧州保健連合を通じて制度化を促進しようという動きがどこまで実効性を伴ったものになるのか、今後も注視が必要だと思われる。[35]

それでもなお、欧州の地域内保健協力が注目に値する一つの理由としては、地域内協力強化の動きが、グローバルなレベルや他の地域での取り組みと連動する動きを見せていることだ。例えば、フランス政府とＷＨＯが２００１年に設立したＷＨＯリヨン・オフィスは形式的にはＷＨＯの保健緊急プログラムの一部という位置付けで、アジアやアフリカ諸国のコア・キャパシティの強化に尽力しつつも、地域やローカルなレベルでの対応能力強化にも役割を果たしてきた。[36]実際、パンデミック下でＷＨＯリヨン・オフィスは、研究所間の連携プラットフォームを提供したり、ＡＣＴ－Ａとも協力したりと、地域内協力ならびにグローバルなレベルでの協力に貢献してきた。[37]現在、フランス政府とＷＨＯは２０２４年のオープンを目指し、リヨンにＷＨＯアカデミーも設立中である。ＷＨＯアカデミーはパンデミックに関するオンライン学習機会を提供する

郵便はがき

料金受取人払郵便

神田局
承認

2420

差出有効期間
2025年10月
31日まで

切手を貼らずに
お出し下さい。

101-8796

537

【受 取 人】

東京都千代田区外神田6-9-5

株式会社 **明石書店** 読者通信係 行

お買い上げ、ありがとうございました。
今後の出版物の参考といたしたく、ご記入、ご投函いただければ幸いに存じます。

ふりがな お 名 前	年齢	性別

ご 住 所 〒 -

TEL ( ) FAX ( )

メールアドレス	ご職業（または学校名）

＊図書目録のご希望 □ある □ない	＊ジャンル別などのご案内（不定期）のご希望 □ある：ジャンル（ ） □ない

書籍のタイトル

◆本書を何でお知りになりましたか？
□新聞・雑誌の広告…掲載紙誌名［　　　　］
□書評・紹介記事……掲載紙誌名［　　　　］
□店頭で　□知人のすすめ　□弊社からの案内　□弊社ホームページ
□ネット書店［　　　　］　□その他［　　　　］

◆本書についてのご意見・ご感想
■定　　価　□安い（満足）　□ほどほど　□高い（不満）
■カバーデザイン　□良い　□ふつう　□悪い・ふさわしくない
■内　　容　□良い　□ふつう　□期待はずれ
■その他お気づきの点、ご質問、ご感想など、ご自由にお書き下さい。

◆本書をお買い上げの書店
［　　　　市・区・町・村　　　　書店　　　　店］

◆今後どのような書籍をお望みですか？
今関心をお持ちのテーマ・人・ジャンル、また翻訳希望の本など、何でもお書き下さい。

◆ご購読紙　(1)朝日　(2)読売　(3)毎日　(4)日経　(5)その他［　　　　新聞］
◆定期ご購読の雑誌［　　　　］

ご協力ありがとうございました。

ご意見などを弊社ホームページなどでご紹介させていただくことがあります。　□諾　□否

◆ご 注 文 書◆　このハガキで弊社刊行物をご注文いただけます。
□ご指定の書店でお受取り……下欄に書店名と所在地域、わかれば電話番号をご記入下さい。
□代金引換郵便にてお受取り…送料＋手数料として500円かかります（表記ご住所宛のみ）。

書名	冊
書名	冊

ご指定の書店・支店名	書店の所在地域　都・道 府・県　市・区 町・村
	書店の電話番号　（　　　　）

ＷＨＯハブであり、地元のデジタル関連会社とも連携の上、将来的には地域レベル、グローバルなレベルでのデジタルヘルスの促進に貢献することを目指している。[38]

このほか、既述のＨＥＲＡもＷＨＯのようなグローバルなアクター、アフリカＣＤＣのような地域レベルのアクターとも連携すると謳っている。[39] ２０２３年末には、ＷＨＯ欧州地域局と欧州委員会の間で、デジタルヘルスと健康に関するデータガバナンスを強化するためのパートナーシップが立ち上げられた。[40]

他方、制度を作ることと、それをうまく機能させることは別問題である。そのため、今後、これらの取り組みがどのように機能していくのかに関しては注視していく必要があるが、ＷＨＯリヨン・オフィスやＷＨＯアカデミーのようなＷＨＯハブがサーベイランスの強化やデジタルヘルスの推進といった分野で、地域レベルでの取り組みと連動して進展していく可能性があるし、欧州域内の取り組みがグローバルなレベルあるいは他地域の取り組みに刺激を与える可能性もあるだろう。

(4) アフリカ

パンデミックの間、アフリカは他の地域と比較してもワクチンへのアクセス格差が問題となったが、それにもかかわらず、新型コロナパンデミックに対するアフリカ諸国の対応は極めて時宜を得ており、他の地域と比較して新型コロナによる症例数と死亡者数の減少に成功したと評価されている。[41] またアフリカでは、国別の対応に加え、地域的なアプローチが採用され、そのことがパンデミックの影響を軽減することに役立ったと分析されている。[42] 実際、アフリカでは新型コロナパンデミックを契機として地域内協力の重要性が再認識され、2017年に発足したアフリカCDCが中心となり、サーベイランスや検査、必要物資やワクチンの調達等に務めてきた。[43] またその際、各任務を担う具体的な部署もパンデミックの最中に数々設立されてきた。例えば2020年には、新型コロナパンデミックへの対応を目的とする大陸内部の医薬品・医療用品の調達を担う地域内枠組みとして、アフリカ医療用品プラットフォーム（Africa Medical Supplies Platform）が設立された。このプラットフォームは、AUやアフリカCDC、国連アフリカ経済委員会（Economic Commission for Africa：ECA）など地域の組織間のパートナーシップとして、[44] アフリカにおける域外からの医療用品の調達に大きな役割を果たしてきた。[45]

2020年8月には、AUは地域における効果的なワクチンの分配と接種を目指す目的で、アフリカワクチン入手トラスト（The African Vaccine Acquisition Trust：以下、AVAT）を設立した。AVATはアフリカの人口の最低60％にワクチンを接種することを目標としており、アフリカの新型コロナワクチン接種戦略を達成するために必要なワクチンと調達資金を確保するために、A

U加盟国を代表して集中購買エージェントとして機能することを目指している。AVATはアフリカCDC、アフリカ輸出入銀行、国連アフリカ経済委員会らとパートナーシップを組み、目標に向けた動きを進めてきた。[46] アフリカのワクチン接種率は2021年末で11％（欧米ではこの時点で50％を超えていた）、2023年2月においても45・6％にとどまっていたため、[47] 以上のような取り組みの重要性は大きいと言える。

そもそも、アフリカ諸国が新型コロナワクチンの入手に苦労し、他の地域と比べて接種率が低かったことの背景としては、現地でのワクチン製造がほとんど行われてこなかったことが一因として挙げられる。世界同時多発的なパンデミック下では、ワクチンの知的財産権ならびに厳格な輸出制限が世界的な供給不足につながったとの認識がアフリカでは持たれた。[48] ワクチンの公平な分配を目指してCOVAXが設立されたが、予定通りに供給が進まないCOVAXに対して、アフリカが業を煮やす場面も見られた。[49] 実際、アフリカ大陸はパンデミック前において、多くの医薬品を域外に頼っており、2021年4月にアフリカCDC長官は、現地の生産能力を高めることで2040年までにワクチンの輸入率を40％にまで下げることを目指すと宣言した。[50] そして大陸内部での製造能力の向上を目指し、AUとアフリカCDCは2021年4月に、アフリカワクチン製造のためのパートナーシップ（Partnerships for African Vaccine Manufacturing：PAVM）を設立した。

２０２１年末にはアフリカ医薬品庁（African Medicines Agency：ＡＭＡ）設立条約が発効した。アフリカ医薬品庁は大陸内の医薬品の規制環境を改善し、アフリカ諸国全体として、安全かつ効果的で高品質の医療製品に手頃な価格でアクセスできる環境を整えることを目指すものである。また医薬品に関する情報を共有することで、国内生産を促進し、大陸全体の貿易を促進することも期待される。[51]

このように、アフリカではグローバルな枠組みへの不安もあり、パンデミック下で域内協力が大きく進展したが、その動きは域内に完結したものではなく、グローバルなレベルと連結する動きを見せている。地政学的動向の煽りを受けてワクチンの公平な分配が順調に進まない中、既述の通り、２０２１年11月にＷＨＯは南アフリカにｍＲＮＡワクチン技術移転ハブを設置した。複雑な技術を要するｍＲＮＡワクチンは開発元の協力がないと製造は難しいが、そのような中でも、２０２２年10月には南アフリカのアフリジェンがヨハネスブルグのウィットウォーターズランド大学の協力のもと、モデルナの新型コロナワクチンのｍＲＮＡ配列を含む一般に公開されている情報を使用して、独自のワクチンの開発を開始した。[52]２０２３年４月にはケープタウンに新たなＷＨＯのｍＲＮＡワクチンハブが設立された。[53]

製薬会社もアフリカへの関与を強める。ビオンテックは２０２２年６月以降、ルワンダにｍＲＮＡワクチン製造工場を設立しており、２０２４年までに稼働させ、雇用創出にも貢献することを目指す。[54] モデルナもケニアにmRNAワクチン製造工場の設置を予定している。[55] 後者に関して、設立契約の際、ケニア政府は「アメリカ政府にも感謝する」と述べており、[56] 設置の背景に、中国のアフリカ進出などの地政学的な動向を意識したアメリカ政府の戦略的な意図もうかがえる。いずれにせよ、今後もアフリカではWHOや製薬会社と連携しつつ、域内製造能力の強化を目指していくものと思われるし、アフリカで各国が対応能力を強化していくためには地域的な枠組みが不可欠である。[57]

4. アジアにおける地域内保健協力

(1) 東アジアにおける協力の現状

アジアでは既述の通り、戦前、シンガポールに国際連盟保健機関の感染症情報局が存在し、地域内保健協力の拠点となっていた。[58] ただし、戦後は地域内における政治的多様性や関係国間の政治的緊張の高まりもあり、地域内の包括的な協力枠組みは設立されていない。日中韓3か国は

２００７年以降、尖閣諸島をめぐる問題で日中関係が悪化した２０１２年を除き、毎年、保健大臣会合を開催してきた。今回の新型コロナ対応をめぐっては、２０２０年５月に日中韓保健大臣会合の特別会合を開催、３か国間の情報やデータ、知識の共有の強化、技術的専門機関間のさらなる交流や協力の促進、新型コロナ対策のための情報・経験の共有の重要性を内容とする共同声明が採択された。しかし、協力を謳った共同声明や行動計画の採択にとどまっている。

　他方、パンデミック下では、とりわけ東南アジア諸国を中心として、様々にイノベイティブな地域的取り組みが確立されてきた。例えば２０２０年には、東南アジア諸国連合（以下、ＡＳＥＡＮ）事務局の要請を受け、当時の安倍晋三総理大臣がＡＳＥＡＮ感染症対策センター（ASEAN Centre for Public Health Emergencies and Emerging Diseases：以下、ＡＣＰＨＥＥＤ）の設立を表明した。ＡＳＥＡＮ感染症対策センターは、地域の中核拠点として、ＡＳＥＡＮの公衆衛生の危機や新興感染症への準備・探知・対応能力を強化することを目的とする。[59] 本センターは現地の医療水準の向上や日本企業のＡＳＥＡＮ進出につなげる狙いがあるとされ、将来的に医薬品の開発などで協力の可能性があるかもしれない。また地政学的にも、東南アジア諸国との感染症協力は、「自由で開かれたインド太平洋」構想の中でグローバル・ヘルス・セキュリティを実現していく上で、重要な一歩となると期待される。２０２０年11月、第37回サミットでＡＳＥＡＮ首脳は、公衆衛生上の緊急事態と新興疾患のためのＡＣＰＨＥＥＤの設立を正式に発表した。ＡＣＰＨＥＥＤ

は、公衆衛生上の緊急事態や新興疾患に備え、予防、検出、対応するためのＡＳＥＡＮの地域能力を強化するための地域ハブとして機能することを目指すと謳われている。[60]

このほか、２０２１年には日本の国立国際医療研究センター（National Center for Global Health and Medicine：ＮＣＧＭ）の臨床研究センターに属して国際的な臨床研究を担当するインターナショナルトライアル部が事務局となって、アジア各国のトップ大学と協力し、アジア地域の臨床試験プラットフォームである東南アジア・東アジア国際共同臨床研究アライアンス（ARO Alliance for Southeast & East Asia：以下、ＡＲＩＳＥ）を発足させた。ＡＲＩＳＥは首相官邸が主導する「アジア健康構想」のもとで、日本の医療製品の国際展開を通じたグローバル・ヘルスの貢献を進めるものとして構想され、２０２１年12月、感染症領域を中心とした国際臨床試験を実施するプラットフォームとして、日本政府が主導して設立された。[61] ＡＲＩＳＥは、薬事承認を目指した国際共同臨床試験の実施により、アジア地域および世界の臨床研究をリードしていくことを目標とする。アジアや世界各国で蔓延する新興・再興感染症や熱帯感染症を主とした国際共同臨床試験に取り組むことが期待される。[62] 当初は日本からＡＳＥＡＮ諸国への国際医療展開が企図されていたが、現在は日本と参加国との間で、相互的な協力関係が構築されているという。[63] 現状では、ＡＲＩＳＥの加盟国は主に東南アジア諸国であり、協力機関としてスイスやアメリカの機関が名前を連ねている。[64] 今後、インターナショナルトライアル部では、案件次第では東アジア、アフリカ、南米など共同で臨床研究・臨床試験が可能な地域にも協力を拡大できる可能性があるという。[65]

韓国も積極的にアジアでの保健協力を推し進めている。2022年2月に韓国とWHOはグローバル・バイオ製造訓練ハブを設立した。当該ハブはワクチン、インスリン、がん治療薬などの生物学的製剤の生産を希望するすべての低・中所得国にサービスを提供するグローバルなハブを目指すものである。[66]地政学的な対立の影響でリソースの公平な分配が適切に進まない中で、2021年11月に既述の通り、WHOは南アフリカにmRNAワクチン技術移転ハブを設置した。これと並行して、ワクチンなど生物学的製剤の製造に関する訓練を行う組織の設立を決定し、12の候補国の中から韓国が選ばれ、ハブが設立されたという経緯である。SKバイオサイエンスなど韓国国内企業の存在が選定の鍵であったとされ、WHOは設立後もこうした国内企業と密接に連携の上、訓練を行っている。現状ではバングラデシュ、インドネシア、パキスタン、セルビア、ベトナム等が参画を表明しており、今後、アジアに限られず、広く低・中所得国の中から参加を歓迎するとしている。[67]まだ設立後まもないため、今後の展開を注視する必要があるが、うまくいけば、韓国のハブはグローバル、地域、ナショナル、ローカルといった複数のレベルを連結することが期待される。

(2) アジア太平洋における協力の展開

パンデミック下では、アメリカとアジア諸国との連携も強化された。2022年5月の日米首脳会談後の共同記者会見では、米CDCの日本オフィス設置計画が表明された。アメリカ保健福祉省は1998年にベトナムにカントリーオフィスを設立し、以降、継続的にベトナムと保健協力を行ってきた。米CDCとベトナム保健省は2014年、ベトナムが病気の発生を予防、検出、対応するためのより強力な基盤を構築するために、新しい5年間の協力協定を締結した。この協定はアメリカが2014年に立ち上げたグローバル・ヘルス・セキュリティ・アジェンダ(Global Health Security Agenda：GHSA)の一環でもある。[68] パンデミック最中の2022年11月には、アメリカとベトナムの保健分野におけるパートナーシップの重要性が再確認された。[69]

クアッド諸国の間の協力も進展を見せた。アメリカ、インド、日本、オーストラリアからなる4か国の外交・安全保障政策の枠組み「クアッド」は、その取り組みの一環として、インドで製造されたワクチンを共同で東南アジア諸国に供与したり、ワクチン製造能力に向けた拡大支援、コールド・チェーン支援などに取り組んできた。[70]

2024年2月5日には東京に米CDCの東アジア太平洋地域事務所(East Asia and Pacific Regional Office：EAP)が開設された。当該地域事務所は、公衆衛生上の脅威に迅速に対応するための高度なサーベイランス、研究所間のネットワークの強化、対応能力の強化等に焦点を当てることで、グローバルおよび地域のヘルス・セキュリティに資することが期待される。また当該地域事務局を通じて、ＡＣＰＨＥＥＤなど日本が関与する地域的なイニシアティブをより包括的なものに拡大していく可能性も指摘されている。[71]

いずれも背景には、地政学的な対立の動向がうかがえる。既述の通り、グローバルなレベルでの合意形成が難しくなり、またワクチンの配分や医療協力が戦略的に行われるようになったことを背景として、アジア太平洋でアメリカや日本が中心となって、戦略的な感染症対策が進展していると言える。

(3) 台湾との協力の可能性

アジアにおける地域内保健協力を考える際、台湾との連携のあり方を考えずにはいられない。台湾は、新型コロナ対応でベスト・プラクティスを示したにもかかわらず、中台関係の悪化に伴い、２０１６年以降グローバルな協力枠組みから完全に排除されてきた。グローバルなレベルで台湾の参加を実現していく努力は必要であるが、中国の反対により円滑に進まない中で、並行して地域レベルでの協力に台湾を組み込んでいく努力が必要であろう。[72]

ここで台湾とグローバル・ヘルスとの関係を簡単に振り返っておこう。1971年に中国が国連に加盟して以降、台湾は多くの国際機関から排除されてきた。WHOもその一つで、1997年以降、台湾はWHOのオブザーバーとなるべく活動してきたが、その参加を、世界保健総会の正式議題に加えることすら政治的に叶わない状況にあった。このような状況の中、2008年に台湾総統選挙で国民党の馬英九政権が誕生すると、中台関係が緩和に向かい、当時のWHO事務局長マーガレット・チャン（Margaret Chan）が台湾保健省に招待状を送付、台湾の世界保健総会へのオブザーバー参加が実現したのである。[73] こうして2009年以降、台湾はChinese Taipeiという名称で世界保健総会にオブザーバー参加してきた。[74] 他方、2016年に独立志向の強い民進党の蔡英文が新しい総統に選出されると、以降、台湾の世界保健総会参加は阻まれてきた。中台間の争点の一つが台湾の名称をめぐる問題であった。蔡政権は前政権が受諾していた"Chinese Taipei"という名称での参加を拒否した。2016年5月8日、蔡英文政権はWHO事務局が提案した条件（"Chinese Taipei"という名称での参加）を受け入れないと発表、[75] それ以降、台湾はグローバルな協力枠組みから排除されてきた。

新型コロナパンデミックが始まって以降、台湾の感染抑制成功と米中対立の激化を受けて、台湾の世界保健総会へのオブザーバー参加を求める声は高まってきた。[76] 2020年5月、アメリカ連邦議会上院は、台湾が求めていた世界保健総会へのオブザーバー参加を支援する法案を全会一致で可決した。２０２０年5月の世界保健総会をめぐっては、日本やニュージーランド、欧州諸国など他の自由民主主義国も台湾のオブザーバー参加を支持していた。このような努力にもかかわらず、中国の徹底的な抵抗により、台湾の参加は叶わなかった。２０２０年11月の世界保健総会では中国とその友好国を中心に、新型コロナ対応とWHO改革に注力するため、台湾のオブザーバー参加問題を棚上げすることを謳った決議が採択された。[77] その後も毎年5月に開催される世界保健総会への台湾のオブザーバー参加をめぐって、台湾が参加を希望し、それを支援する欧米諸国と、対する中国との攻防が毎回のように見られてきた。[78]

以上の通り、現状では台湾を多国間の枠組みに組み入れるのは容易ではないが、その一方で、アジアにおけるヘルス・セキュリティに関して、台湾との協力の重要性そのものは変わらない。多国間の枠組みに組み込む努力と並行して、台湾をより小規模かつ実質的な協力枠組みに組み入れていくことが現実的だと言える。その動きをリードしているのがアメリカである。１９７２年以降、アメリカ政府は中国との外交上、台湾政府関係者との接触を控えてきたが、トランプ政権はその慣例を破った。[79] ２０２０年8月10日、当時のアレックス・エイザー（Alex Azar）保健福祉長官が台湾を訪問、蔡英文総統と会談を行い、米台パートナーシップ強化について話し合いを行った。エイザー長官は台湾の陳時中衛生福利部長や台湾ＣＤＣメンバーとも面会し、新型コロナ対応を含む保健分野での米台協力についても話し合った。[80] またこの機会に、アメリカの対台湾窓口機関であるアメリカ在台湾協会と、台湾の外交代表機関である台北経済文化代表処は国際協力協定を結び、[81] グローバル・ヘルス・セキュリティ、感染症予防、ワクチン開発等に関して、米台の研究交流を通じた協力促進を目指す約束とした。[82]

米台の保健協力は、日本をはじめとする他国にも示唆に富むものである一方、米中対立激化の文脈で捉えるべき側面もあり、一概に模倣できるものではない。それでも台湾を保健協力の枠組みに組み入れる上で、日本がアメリカと並んでキープレイヤーであることは間違いない。日台関係は1972年の日中共同声明に則り、非政府レベルのそれにとどまってきたが、日台はともに自由、民主主義、人権、法の支配といった基本的な価値観を共有し、緊密な経済関係を維持し、人的交流も活発に行ってきた。2020年4月、新型コロナの感染拡大により、日本国内でもマスクが不足する中、台湾から日本に対し、200万枚のマスクが寄贈された。2021年6〜7月にかけて日本政府は国内で生産したアストラゼネカ（AstraZeneca）製ワクチンを、ワクチンが不足する台湾に対し、他国に先駆けて提供した。2021年に日本台湾交流協会が実施した世論調査によれば、約77％の台湾人が日本に親しみを感じると答えており、両国の互いに対する好感度は相対的に良い。[83] さらに日本台湾交流協会と台湾日本関係協会は環境保護や特許権、有機植物の輸出入といった分野に関し、すでに協力協定を締結した経験がある。[84] 感染症という専門領域でも日台の協力を進める土壌はすでにあると言える。

実際、保健分野に関して日台は非公式なレベルで交流を続けてきた。２００４年以降毎年、日本の国立感染症研究所主催で日台感染症シンポジウムが開催され[85]、２０２０年12月に開催された第17回シンポジウムでは、日台の研究者が新型コロナ対応と治療ならびにワクチン開発に関する協力の方策について議論した[86]。以上のような非公式な日台の保健協力を、日本が手がけるその他の枠組み（例えば東南アジアとの協力やクアッドの協力）に漸進的につなげていくことは、一つの方法として検討の余地がある。日台の協力の成果次第では、それを地域内の協力システムにつなげていくことも可能になるかもしれない。日本と中国の外交関係上、一筋縄ではいかない部分もあろうが、台湾をアジアのヘルス・セキュリティ強化に向けた取り組みに取り込む努力を積み重ねていく必要があると言える。

5. 地域内保健協力の可能性と課題

以上の通り、国際社会の分断、地政学的動向の影響を受けて、グローバル・ヘルス・ガバナンスの構造は重層化の様相を見せている。規範やルールの設定主体としてのグローバルな保健協力の枠組みの重要性を再確認し、その補強に向けた努力が必要であることは言うまでもないが、それと並行して、実質的な協力母体としての地域内保健協力や有志国間協力を強化させていく動きが進展している。我々が絶え間ない健康の危機に晒されている現状を踏まえれば、現実的な対応の枠組みが近隣諸国の間で確立されている動きは、心強くも感じられる。

他方、各々のグループや地域が実質的な協力を進展させれば、自ずと地域間、あるいはグループ間の格差が生じる。とりわけアフリカ地域の医薬品製造能力やサーベイランスの強化には、域外国や企業、財団等の積極的な財政・技術支援が不可欠であり、各国とりわけ先進国の積極的な支援や支援に向けた仲介が求められる。新型コロナの検査・治療・ワクチンの開発・生産を加速し、公平なアクセスを実現するための国際協働枠組みACT－Aの見直し、強化にも積極的に関与すべきことは言うまでもない。

アジアに関しても既述の通り、パンデミック下で、様々にイノベイティブな取り組みが出現している。他方、現状では、地域内の政治的な緊張を反映して、各取り組みが有機的に結合しているとは言い難い状況である。それでも、医薬品のアクセス格差解消など、特定の項目に焦点を当てれば、この間に出現した様々な取り組みを有機的につなげていき、またそれをグローバルや他地域の取り組みとも有機的につなげていける可能性——例えば、日米やクアッド、日本－東南アジア諸国の既存の協力枠組みを、中南米を視野に入れたより広域的な地域に拡大していくなど

——はある。[87] カナダのブリティッシュ・コロンビア大学の政治学者イヴ・ティベルギアン（Yves Tiberghien）は、東アジアがその制度化の低さにもかかわらず、パンデミックの最中に高い社会的結束を示したと論じている。そのためにはイノベイティブな視点も重要だ。次章ではイノベーションという視点で分析を進めていきたい。

注

1 WHO, *The First Ten Years of the World Health Organization*, 1958, p.33.

2 *Ibid.*, p.32.

3 Iris Borowy, *Coming to Terms with World Health: The League of Nations Health Organization 1921-1946*, Peter Lang 2014, pp.26-27.

4 Norman Howard-Jones, *The Pan American Health Organization: Origins and Evolution*, WHO 1981, pp.6-7.

5 WHO, *op.cit.*, pp.31-32.

6 Borowy, *op.cit.*, pp.26-27

7 Neville M. Goodman, *International Health Organizations and their work*, Harcourt Brace / Churchill Livingstone: 2nd Revised 1971, p.127; 福士由紀『近代上海と公衆衛生――防疫の都市社会史』御茶の水書房、２０１０年、第2章、第3章。

8 安田佳代『国際政治のなかの国際保健事業――国際連盟保健機関から世界保健機関、ユニセフへ』ミネルヴァ書房、２０１４年、第2章。

9 Anne Sealey, "Globalizing 1926 International Sanitary Convention", *Journal of Global History*, 6, 2011, p.435.

10 Tomoko Akami, "A Quest to be Global: The League of Nations Health Organization and Inter-Colonial Regional Governing Agendas of the Far Eastern Association of Tropical Medicine 1910-25", *The International History Review*, 38-1, 2016.

11 安田、前掲書、第2章。

12 WHO, *op.cit.*, p.102.

13 WHO, "International Sanitary Regulations: proceedings of the special committee and of the 4th World Health Assembly on WHO Regulations No.2", 1952, pp.1-2.

14 Ibid., p.43.

15 Ibid., p.304.

16 WHO, *International Health Regulations(2005), 3rd edition*, 2005.

17 詳しくは Kayo Takuma, "The Far Eastern Bureau of the League of Nations: Linking the Regional and International Orders Through Health Work", in Christpher Hughs and Hatsue Shinohara (eds.), *East Asians in the League of Nations: Actors, Empires and Regions in Early Global Politics*, Palgrave MacMillan, 2023, chap.4.

18 国会会議録「第10回国会衆議院外務委員会第11号　昭和26年3月24日」１９５１年。

19 同右。

20 Elizabeth Fee, Marcu Cueto and Theodore M. Brown, "At the Roots of The World Health Organization's Challenges: Politics and Regionalization", *American Journal of Public Health*, 106(11), 2016.

21 Kelley Lee, *World Health Organization (WHO)*, Routledge 2009, p.33.

22 WHO, op.cit., *International Health Regulations (2005), 3rd edition*.

23 Azza Elnaiem, Olaa Mohamed-Ahmed, Alimuddin Zumla, Jeffrey Mecaskey, Nora Charron, Mahamat Fayiz Abakar et al., "Global and regional governance of One Health and implications for global health security", *The Lancet* 401-10377, 2023.

24 WHO, "Zero draft of the WHO CA+ for the consideration of the Intergovernmental Negotiating Body at its fourth

meeting: WHO convention, agreement or other international instrument on pandemic prevention, preparedness and response ("WHO CA+")", A/INB/4/3 1 February 2023.

25 *Reuters*, "WHO members vote to shut European regional office in Russia", 15 May 2023, https://www.reuters.com/business/healthcare-pharmaceuticals/who-members-vote-shut-european-regional-office-russia-2023-05-15/

26 WHO, "The Seventy-sixth World Health Assembly", https://www.who.int/about/governance/world-health-assembly/seventy-sixth-world-health-assembly

27 Claudia Seitz, "The European Health Union and the protection of public health in the European Union: Is the European Union prepared for future cross-border health threats?", *ERA Forum*, volume 23, 2023.

28 European Commission, Press Release, "Building a European Health Union: Stronger crisis preparedness and response for Europe", 20 November 2020, https://ec.europa.eu/commission/presscorner/detail/en/ip_20_2041

29 Seitz, op.cit.

30 European Commission, "Health Emergency Preparedness and Response Authority", https://commission.europa.eu/about-european-commission/departments-and-executive-agencies/health-emergency-preparedness-and-response-authority_en.

31 Ibid.

32 *Politico*, "Hungary becomes first EU country to authorize Chinese coronavirus vaccine", 29 January 2021, https://www.politico.eu/article/hungary-becomes-first-eu-country-to-authorize-chinese-coronavirus-vaccine/

33 *Reuters*, "Hungary signs letter of intent to produce Chinese Sinopharm shots", 10 September 2015, https://www.reuters.com/business/healthcare-pharmaceuticals/hungary-signs-letter-intent-produce-chinese-sinopharm-shots-2021-09-10/

34 *Politico*, "So much for coordination: EU countries ignore pandemic lessons amid China's COVID surge", 30 December

2022, https://www.politico.eu/article/european-countries-covid-pandemic-china-ingore-pandemic-lessons/

35 この展望に関しては、専門家の間で悲観的な見方がある。例えば、Anniek de Rujiter, "What do we actually mean by the European Health Union?", *Eurohealth*, vol.26-3, 2020.

36 詫摩佳代「先進国の保健外交――フランスとＷＨＯの連携を中心として」城山英明編著『グローバル保健ガバナンス』東信堂、２０２０年９月、第７章。

37 Interview with a person involved in WHO Lyon Office, 5 December 2022, in Lyon.

38 Ibid.

39 European Commission, "International cooperation (of the HERA)", https://health.ec.europa.eu/health-emergency-preparedness-and-response-hera/international-cooperation_en

40 WHO European Regional Office, "European Commission and WHO/Europe sign €12 million agreement to strengthen health information systems and boost health data governance and interoperability in Europe", 11 December 2023, https://www.who.int/europe/news/item/11-12-2023-european-commission-and-who-europe-sign--12-million-agreement-to-strengthen-health-information-systems-and-boost-health-data-governance-and-interoperability-in-europe

41 Ambrose Talisuna et al., "Assessment of COVID-19 pandemic responses in African countries: thematic synthesis of WHO intra-action review reports", *BMJ Open*, 12-5, 2022.

42 Samuel Ojo Oloruntoba, "Unity Is Strength: Covid-19 and Regionalism in Africa", *The International Spectator: Italian Journal of International Affairs*, 56-2, 2021.

43 Landry Signé and Mary Treacy, "Covid-19 is accelerating multilateralism in Africa", *The Washington Post*, 27 July 2020, https://www.washingtonpost.com/politics/2020/07/27/covid-19-is-accelerating-multilateralism-africa/ このほか、西アフ

リカでは、２０１４年のエボラ出血熱の経験が新型コロナの対応に活かされたと指摘する研究もある。Cesaire Ahanhanzo et al., "COVID-19 in West Africa: regional resource mobilisation and allocation in the first year of the pandemic", *BMJ Global Health*, 6, 2021.

44 Ellen Johnson Sirleaf and K.Y. Amoako, "Africa: Regional cooperation is crucial for the continent's growth", *The Africa Report*, 14 July 2021, https://www.theafricareport.com/107923/africa-regional-cooperation-is-crucial-for-the-continents-growth/

45 *Reuters*, "Ghana aims to receive 18 million COVID shots by October", 26 July 2021, https://www.reuters.com/world/africa/ghana-aims-receive-18-million-covid-shots-by-october-2021-07-25/

46 African Export-Import Bank, report, "AVAT establishes a No-Fault Compensation Scheme to support widespread COVID-19 vaccine delivery", 23 March 2022, https://www.afreximbank.com/avat-establishes-a-no-fault-compensation-scheme-to-support-widespread-covid-19-vaccine-delivery/

47 Gerald Chirinda and Shingai Machingaidze, "Africa is better prepared for future pandemics", *DEVEX*, 15 February 2023, https://www.devex.com/news/opinion-africa-is-better-prepared-for-future-pandemics-104935

48 Sara Jerving, "AU launches Partnership for African Vaccine Manufacturing", *DEVEX*, 14 April 2021, https://www.devex.com/news/au-launches-partnership-for-african-vaccine-manufacturing-99654

49 Kerry Cullinan, "African Union Special Envoy Slams COVAX as COVID Deaths Spike on the Continent, Urges Donors to 'Pay up' on Vaccine Pledges", *Health Policy Watch*, 1 July 2021, https://healthpolicy-watch.news/african-union-special-envoy-slams-covax-as-covid-deaths-spike-on-the-continent-urges-donors-to-pay-up-on-vaccine-pledges/

50 *Reuters*, "Africa must expand vaccine production, leaders say", April 12, 2021, https://www.reuters.com/world/africa/africa-must-expand-medical-manufacturing-capacity-south-africas-president-2021-04-12/

51 Michel Sidibe, Abdoul Dieng and Kent Buse, "Advance the African Medicines Agency to benefit health and economic development", *BMJ*, 16 February 2023.

52 Jack Dutton, "First African-made mRNA vaccine, a test platform for the future", *Nature*, 26 October 2022, https://www.nature.com/articles/d44148-022-00151-3

53 *Reuters*, "WHO launches mRNA vaccine hub in Cape Town", 21 April 2023, https://www.reuters.com/business/healthcare-pharmaceuticals/who-officially-launches-mrna-vaccine-hub-cape-town-2023-04-20/

54 *Pharmaceutical Technology*, "BioNTech mRNA Vaccine Manufacturing Facility, Rwanda", 15 February 2023, https://www.pharmaceutical-technology.com/projects/biontech-mrna-facility-rwanda/

55 Moderna, "MODERNA FINALIZES AGREEMENT WITH THE GOVERNMENT OF THE REPUBLIC OF KENYA TO ESTABLISH AN MRNA MANUFACTURING FACILITY", 30 March 2023, https://investors.modernatx.com/news/news-details/2023/Moderna-Finalizes-Agreement-with-the-Government-of-the-Republic-of-Kenya-to-Establish-an-mRNA-Manufacturing-Facility/default.aspx

56 Republic of Kenya, Ministry of Health, "Kenya signe MOU with Moderna to establish it first mRMA manufacturing facility in Kenya", 7 March 2022, https://www.health.go.ke/kenya-signs-mou-with-moderna-to-establish-its-first-mrna-manufacturing-facility-in-africa/

57 Samuel Ojo Oloruntoba, "Unity Is Strength: Covid-19 and Regionalism in Africa", *The International Spectator: Italian Journal of International Affairs*, 56-2, 2021.

58 Takuma, *op.cit.*, 2023.

59 外務省『２０２０年開発協力白書』２０２０年、14頁。

60 ASEAN, “ASEAN Centre for Public Health Emergencies and Emerging Diseases (ACPHEED)”, 29 December 2020, https://jaif.asean.org/whats-new/asean-center-for-public-health-emergencies-and-emerging-diseases-acpheed/

61 ＡＲＩＳＥ関係者へのインタビュー、２０２４年2月14日実施。

62 国立国際医療研究センター、ＡＲＩＳＥ（ARO Alliance for Southeast & East Asia）ホームページより、https://arise.ncgm.go.jp

63 ＡＲＩＳＥ関係者へのインタビュー、２０２４年2月14日実施。

64 国立国際医療研究センター、前掲、ＡＲＩＳＥ（ARO Alliance for Southeast & East Asia）ホームページより。

65 ＡＲＩＳＥ関係者へのインタビュー、２０２４年2月14日実施。

66 WHO, “Moving forward on goal to boost local pharmaceutical production, WHO establishes global biomanufacturing training hub in Republic of Korea”, 23 February 2022, https://www.who.int/news/item/23-02-2022-moving-forward-on-goal-to-boost-local-pharmaceutical-production-who-establishes-global-biomanufacturing-training-hub-in-republic-of-korea

67 Interview with a person from the Ministry of Health and Welfare of Republic of Korea, 3 February 2023.

68 US Embassy and Consulate in Vietnam, “U.S. CDC and Vietnam – New Agreement to Strengthen Global Health Security”, 1 October 2014, https://vn.usembassy.gov/u-s-cdc-and-vietnam-new-agreement-to-strengthen-global-health-security/

69 US Embassy and Consulate in Vietnam, “U.S. Department of Health and Human Services Deputy Secretary Andrea Palm Visits Vietnam and Meets with Government of Vietnam Partners”, 2 Novemver 2022, https://vn.usembassy.gov/u-s-department-of-health-and-human-services-deputy-secretary-andrea-palm-visits-vietnam-and-meets-with-government-of-vietnam-partners/

70 外務省「日米豪印によるタイへのワクチンの供与」２０２２年4月21日、https://www.mofa.go.jp/mofaj/press/release/

press1_000837.html

71 J. Stephen Morrison and Mitchell Wolfe, "CDC's Tokyo Regional Office Advances U.S. National Security", Center for Strategic & International Studies (CSIS), https://www.csis.org/analysis/cdcs-tokyo-regional-office-advances-us-national-security

72 詳しくは Kayo Takuma, "Japan-Taiwan Cooperation for Facilitating Future Public Health Preparedness", in Pamela Kennedy and Yuki Tatsumi (eds.), *Japan-Taiwan Relations: Opportunities and Challenges*, Stimson Center, 2021, chap.2.

73 阿部圭史「創設立役者なのに『台湾』がＷＨＯ参加できない事情——総会オブザーバー参加でさえ認められない状況」東洋経済オンライン、２０２１年６月、https://toyokeizai.net/articles/-/433868?page=3

74 *The Diplomat*, "Taiwan and the World Health Assembly", 10 May 2016, https://thediplomat.com/2016/05/taiwan-and-the-world-health-assembly/

75 Ibid.

76 *Japan Times*, U.S. Senate joins calls for Taiwan to regain WHO observer status, 12 May 2020, https://www.japantimes.co.jp/news/2020/05/12/asia-pacific/science-health-asia-pacific/us-senate-taiwan-who/

77 Elaine Ruth Fletcher, "World Health Assembly Puts Aside Rivalry Over Taiwan To Move Ahead On WHO Reform And COVID-19 Pandemic Agendas", *Health Policy Watch*, 7 November 2020, https://healthpolicy-watch.news/78728-2/

78 ２０２３年５月の世界保健総会への台湾オブザーバー参加をめぐっては、Stefan Anderson and Elaine Ruth Fletcher, "Taiwan and the World Health Assembly: Smoke but No Fire Yet", *Health Policy Watch*, 12 May 2023, https://healthpolicy-watch.news/taiwan-and-the-world-health-assembly-smoke-but-no-fire/

79 John Ruwitch, "Pompeo Shakes Up Long-Standing Rules For U.S.-Taiwan Relations", *NPR*, 13 January 2021, https://www.

npr.org/2021/01/13/956506271/pompeo-shakes-up-long-standing-rules-for-u-s-taiwan-relations

80 US Health and Human Services Homepage, "HHS Secretary Azar Meets with President Tsai of Taiwan and Praises Taiwan's Transparent COVID-19 Response", 10 August 2020, https://www.hhs.gov/about/news/2020/08/10/hhs-secretary-azar-meets-with-president-tsai-of-taiwan-and-praises-taiwans-transparent-covid-19-response.html

81 Ibid.

82 Focus Taiwan, "U.S., Taiwan sign first-ever MOU on health cooperation", 10 August 2020, https://focustaiwan.tw/politics/202008100020

83 日本台湾交流協会「２０２１年度台湾における対日世論調査」２０２２年、https://www.koryu.or.jp/Portals/0/culture/世論 /2021/2021_seron_kani_JP.pdf

84 Ministry of Foreign Affairs of Japan, *Diplomatic Bluebook*, pp.57-58, https://www.mofa.go.jp/policy/other/bluebook/2020/pdf/2-1.pdf

85 国立感染症研究所ホームページ"Japan-Taiwan Symposium on Infectious Diseases"、https://www.niid.go.jp/niid/en/international-cooperation/9398-japan-taiwan-symposium-on-infectious-diseases-the-1st-16th.html

86 The 17th Taiwan- Japan Symposium, Program, https://www.niid.go.jp/niid/images/inter/program_20201010.pdf

87 Yves Tiberghien, *The East Asian Covid-19 Paradox*, Cambridge University Press, 2021.

第四章

重層化するヘルス・ガバナンスとイノベーションの可能性

前章までで見てきた通り、パンデミック下では、現状の国際政治や地政学的分断が色濃くその対応に反映され、新型コロナワクチンへのアクセスに関しては、大きな格差が生み出された。パンデミックの経験を踏まえ、その後、グローバル、地域、有志国間という各レベルで様々な取り組みが行われてきたが、中でも注目したいのが、複数のレベルをつなぐ、あるいは複数のレベルを跨ぐイノベイティブな取り組みが構築されてきたことだ。他の章でもすでに触れてきた通り、地政学的な影響を受けて重層化するヘルス・ガバナンスの中で、どこか一つのレベルに重点を置くことはもはや得策ではなく、複数のレベルでそれぞれ備えを強化し、相互に補完し合える枠組みが必要とされてきた。こうした認識がイノベーションの背景と言える。

パンデミック下でのイノベイティブな取り組みにはたくさんのものが存在するため、本章では国家が主導し、多様なアクターが参画する取り組みをいくつか紹介したい。そして、これらの新しい取り組みにはどのような可能性と限界があるのかを考えていくこととする。

1．グローバル・ヘルス・ガバナンスにおけるイノベーション

(1) 保健分野のイノベーションとは何か？

そもそも社会科学の観点から見た時、イノベーションという言葉をどう捉えるべきだろうか？フランス国立社会科学高等研究院のセバスチャン・ルシュバリエ（Sébastien Lechevalier）とパリ第一パンテオン・ソルボンヌ大学のサンドラ・ロージェ（Sandra Laugier）は、その編著の中で、イノベーションの非技術的（non-technological）な側面を強調している。いわゆる技術革新（technical innovation）の大部分は実際には社会的イノベーションであり、社会と適切に相互作用しながら生み出されるものだと指摘する。[1] 近年のイノベーションが必ずしもトップダウンによるものではなく、社会やコミュニティとの相互作用の中で生み出され、発展してきたものが多いことも指摘している。世界的な感染症の管理においても、新型コロナパンデミックの収束に役目を果たしたmRNAワクチンが物語るように、テクノロジーは依然重要である。他方、大きく変化する国際環境や人々のニーズに即した、社会的なイノベーションの必要性も大いに高まっていると言える。

保健分野に話を絞れば、WHOは「イノベーション」を健康へのポジティブな影響を加速する革新的な能力を備えた新しいソリューション、あるいは改善されたソリューションと定義している。[2] ミネソタ大学のジェレミー・ヤウド（Jeremy Youde）は、保健分野におけるイノベーションを「新たな問題や関心事に対処するために、国際社会の中で新たなタイプのグローバル・ヘルス・ガバナンスや組織を創設しようという意欲」と定義している。例えば1990年代から2000年代にかけての時期には、HIV／エイズへの対処をめぐって、ワクチン接種により特定の感染症に対処しようという従来の垂直的なアプローチは通用せず、伝統的な国家の領域を超えて世界的なヘルス・ガバナンスの再構築の必要性が認識された。[3] そして人権や社会政策を含む包括的なアプローチが数々登場し、国連合同エイズ計画やグローバル・ファンドといった新たな枠組みも登場した。とりわけ後者は、非政府アクターに政策議論への参加の道を開き、資金調達の仕組みを簡素化したという点において、当時のグローバル・ヘルス・ガバナンスにイノベーションをもたらしたとヤウドは評価する。[4]

2003年に流行したSARSに際しても様々なイノベーションが生み出された。SARSの経験では感染国を中心にCDC（疾病予防管理センター）が設立されるなど、[5] 大規模な組織的イノベーションが促される国も見られたし、被害を受けた東南アジアではASEAN諸国が中心となって連携の必要性を認識し、地域内保健協力が進展した。[6]

近年では、実に多くのアクターがガバナンスに参画する中、イノベーションの担い手も多様化している。ヘルス・ガバナンスで顕著な存在感を見せている慈善団体は、彼らが関心を有するヘルス・アジェンダを推し進めるための新しいアプローチを導入することに積極的だ。[7] 実際、グローバル・ヘルスの莫大なスポンサーであるビル・ゲイツ（Bill Gates）は氏の慈善団体（ビル・アンド・メリンダ・ゲイツ財団）を、保健分野における市場の失敗を矯正し、社会的善と必要のために市場を機能させるべく活用してきたと記している。[8] 条約の締結や医薬品アクセス格差の解消をめぐって、個人の活動家や市民社会組織の果たす役割など、多様なアクターがイノベーターとして頭角を現す中で、次で見ていく通り、国家も依然としてイノベーションの重要な担い手である。[9]

(2) なぜイノベーションが必要なのか？

そもそもなぜ、ヘルス・ガバナンスにイノベーションが必要なのだろうか？ それは、これまでにたびたび指摘した通り、感染症の発生・拡大要因が近年、非常に複雑かつ複合的となっており、既存の体制では対応しきれなくなっているためである。病気を発生させる要因は単にウイルスの変異にとどまらず、近年の様々な社会的・経済的・政治的な要因が複合的に関係している。環境汚染、気候変動は言うまでもなく、人口爆発や都市化の進行などの社会的要因も病気の広がりを促している。[10] また国内外での紛争の増加など政治的な要因も感染症の流行を助長していることは、ガザやウクライナの状況を見れば一目瞭然である。実際、２０２２年2月のロシアのウクライナ侵攻以降、ウクライナと近隣のポーランドでは、保健関連施設の破壊、環境の悪化、難民の増加等により、結核の感染が広がっていると報告されている。[11] ガザでは２０２３年10月以降、上気道感染症、髄膜炎などの感染症の広がりが確認されている。[12] このほか、経済危機や貧困といった経済的要因が人間の健康に様々な悪いインパクトを与えることも研究から明らかだ。[13] 麻疹などワクチンで予防できる病気が、イデオロギーと結びついたワクチン接種拒否の動きにより、流行が再燃するケースも見られている。[14] このような状況の中で、感染症対応には、複数の分野によるホリスティックなアプローチが不可欠となっているのだ。[15]

イノベーションの必要性は、エイズやＳＡＲＳの事例からもわかるように、パンデミック以前からすでに認識されてきたが、新型コロナパンデミックを受けて、その必要性が再認識されたと言える。とりわけ、国家が主導し、グローバルや地域、ローカルなど、複数のレベルを跨いで、多様なアクターの連携（パートナーシップ）を促進する取り組みがパンデミック下では多く登場した。

ここでパートナーシップについて補足しておきたい。保健分野のイノベーションとパートナーシップは深い関係にある。保健問題、とりわけ感染症への備えと対応という課題は非常に学際的な分野である。医学の専門知識はもちろん、近年では気候変動や都市化、貧困や紛争との深い関係も指摘される中で、多彩な専門知識を持ったアクターの関与が必要となる。また活動のための資金も必要である。こうした事情を背景として、政府、市民社会、国際機関、民間部門など多様な属性を持つアクターが取り組みを合理化し、様々な課題への対応を目指すアプローチを「グローバル・ヘルス・パートナーシップ」と呼ぶ。[16] エイズ、結核、マラリアのためのグローバル・ファンド、GAVIワクチンアライアンスなどがパートナーシップの主な事例である。パンデミック下で設立されたACT-Aも新型コロナウイルスの検査、治療、ワクチンの開発、生産、公平なアクセスを加速するためのパートナーシップであり、国際機関、各国政府、企業、市民社会、財団などが参加した。パートナーシップは製品開発、製造、マーケティングなど、公的部門が単独では対応しきれない分野で主に発達してきた。[17] パートナーシップを通じて政策的なイノベーションをもたらすこともあり、[18] パートナーシップとイノベーションの密接な関係がうかがえる。

以降では、そのいくつかの取り組みを紹介し、今後の展望や課題について考えていきたい。いずれもまだ設立されてまもなく、その取り組みを客観的に評価するには時期尚早と言えるが、グローバル、地域、ローカルと重層的な広がりを持つ取り組みであり、本書のテーマである重層的なガバナンスを考える上で示唆に富む。

2. WHOアカデミー

(1) 設立の経緯や活動内容

パンデミック下では、既述の通り、医薬品アクセスなど様々な格差が問題となったが、その一つが公衆衛生に関する知識・情報の格差だ。「インフォデミック(infodemic)」という言葉が登場し、感染症に関する誤情報の拡散が問題となったほか、医療従事者への教育の格差も明るみに出た。こうした教育・知識の格差に、デジタル技術を用いてアプローチしていこうというイノベイティブな取り組みが、WHOアカデミーと呼ばれるものだ。

一般的に、WHOをはじめとする国際機関は、各専門分野に関するeラーニングの機会を提供している。例えばWHOに関して言えば、オープンWHOというサイトを設け(https://openwho.org)、この中で結核や子宮頸がんなどの各病気に関するオンラインコースを提供し、国による教育格差の是正に努めてきた。パンデミック下でも医療従事者向けの新型コロナワクチンの接種トレーニングや、ワクチンの基礎知識に関するコースがオンラインで提供された。[19] このような保健分野に関する教育格差解消への取り組みを一元化し、オンラインに加え、対面の教育機会も積極的に提供する目的で設立されたプロジェクトが、ＷＨＯアカデミーである。

ＷＨＯアカデミーのプロジェクトは、パンデミック前の２０１９年６月にフランスのエマニュエル・マクロン（Emmanuel Macron）大統領とＷＨＯのテドロス・アダノム（Tedros Adhanom）事務局長が設立に合意したことで始まった。この時点ではＷＨＯアカデミーは、ＷＨＯによるトリプル・ビリオン戦略の一環として、途上国での医療従事者不足に備え、主に途上国の医療従事者を対象に、オンラインあるいは対面で学習の機会を提供することを目指すものだった。[21] その後、パンデミックを受けて建物の開設等が遅れ、[22] 医療従事者への情報や訓練の格差も明らかになる中で、[23] ２０２１年５月の世界保健総会で正式に発足した。[24] 当初の目標としては、２０２３年までに世界の１０００万人の学習者にサービスを提供することが掲げられた。[25] 対象とする学習科目には、病気の診断と監視、外科手術中の感染症の予防と治療、健康上の緊急事態の対応方法などが含まれる。[26] ２０２１年８月にはフランスの元連帯・保健大臣アニェス・ビュザン（Agnès Buzyn）がＷＨＯアカデミーの事務局長に任命された。[27]

(2) 布石としてのWHOリヨン・オフィス

そもそも、フランス政府がリヨンという地にWHOの組織を設立することとなった背景について ここで触れておきたい。リヨンのWHOアカデミーの建物のすぐそばには、同じくフランス政府がサポートするWHOリヨン・オフィスという組織がある。リヨンには他にも、WHOの国際がん研究機関（International Agency for Research on Cancer：IARC）や大学病院、バイオテクノロジー企業、サノフィの製造工場などが立ち並び[28]、こうした科学的な立地環境からも、WHOアカデミーがリヨンに位置する他の組織と密接に関わり合いながら事業を展開していくことが予測される。

WHOリヨン・オフィスについては、すでに公表してある論文で詳しく触れたが[29]、ここではWHOアカデミーとの関連で重要な情報を再度振り返っておく。WHOリヨン・オフィスはWHOの地理的に分散している専門オフィス（Geographically dispersed specialized offices managed by WHO headquarters and other WHO regions）の一つであり、WHOの保健緊急プログラム（WHE）の一部として、IHR（2005）に定められた各国のコア・キャパシティの強化を目指して必要な国に支援を行っている。2000年、当時のグロ・ハーレム・ブルントラント事務局長とフランスのレイモン・バール（Raymond Barre）首相のイニシアティブにより設立され、以降、コア・キャパシティ強化に関する指針やトレーニング教材、ツールの開発、途上国への技術支援などを具体的な活動内容としてきた。[30] ＷＨＯリヨン・オフィスは２００１年2月の設立当初から、資金と局長ポストに関して、フランス政府と強いつながりを保ってきた。２０１６年、当時のフランソワ・オランド（François Hollande）大統領はリヨン・オフィスを通じて、グローバル・ヘルス・セキュリティの強化を支援すると述べており、フランスの保健外交において、リヨン・オフィスが重要な位置を占めていることがうかがえる。[31] ただし、関係者へのインタビューによると、フランスとの強いつながりが、オフィスの運営に対するフランスの政治的影響を意味するわけではなく、あくまでＷＨＯの一部として粛々と活動しているという。[32]

リヨンにオフィスが設置された背景としては、リヨンにもＷＨＯにも双方に利益があったためだという。そもそもリヨンが候補地となったのは、当時のリヨン市長とフランス政府の間に強いつながりが存在したためであった。[33] また、リヨンにはクロード・ベルナール・リヨン第一大学、ジャン・メリュー・インセルムＰ４研究所、インセルム（フランス国立衛生医学研究所）、ヨーロッパ人道保健センターなど多くの研究機関が存在し、ＷＨＯはそれらの知的リソースを大いに活用できる利点がある。オフィスが存在することで、インターンやトレーニングコースに参加する人がリヨンを訪問し、リヨンの観光業にも好影響をもたらしているという。[34]

リヨン・オフィスは２０２１年に20周年を迎え、引き続き、アジアやアフリカ諸国のコア・

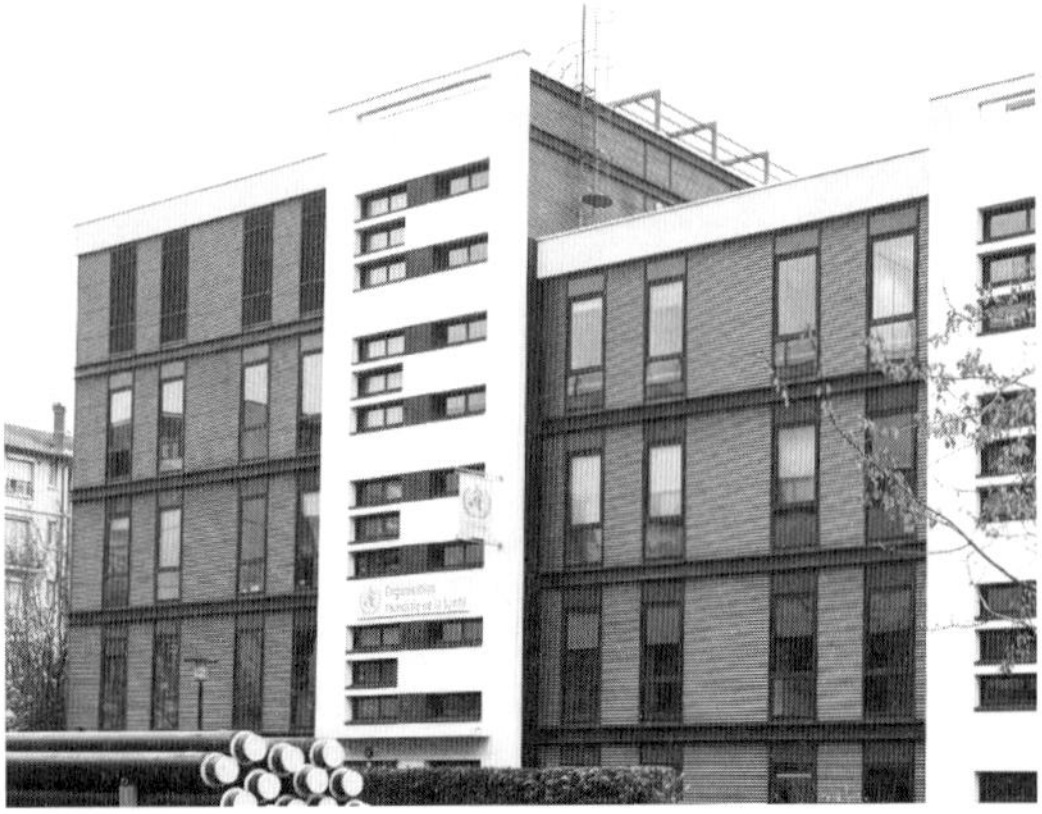

図３　WHO リヨン・オフィス
（2022 年 12 月 6 日に著者が撮影）

キャパシティの強化に尽力している。[35] パンデミック下でＷＨＯリヨン・オフィスは、各国の研究所の連携プラットフォームを提供したり、ＡＣＴ－Ａとも協力したり、地域内協力ならびにグローバルなレベルでの協力の促進に貢献した。[36]

ＷＨＯアカデミーとＷＨＯリヨン・オフィスの建物の距離は徒歩３分ほどである。ＷＨＯアカデミーに関するインタビューは、ＷＨＯリヨン・オフィスでオフィスの関係者によって実施されたことからも、両機関は緊密に連携していることがうかがえる。さらに面白いことに、この二つの組織の業務は異なるのだが、属性に関して様々な共通点が見出せるのだ。例えばＷＨＯリヨン・オフィスと同じく、ＷＨＯアカデミーもフランス政府の莫大な支援があって初めて実現し得たプロジェクトである。[37]

(3) フランス政府・自治体との関係

リヨンの一角に聳え立つＷＨＯアカデミーの建物の費用はフランス政府によって負担され、このほか、オーヴェルニュ・ローヌ・アルプ地方、民間アクターらによる財政的支援にも支えられている。[38] そもそもリヨンの中心部の大きな敷地を占有するＷＨＯアカデミーの建設は、リヨン市の理解とサポートがなければ実現し得なかっただろう。２０２１年７月８日、リヨン市議会は、ＷＨＯアカデミーのプロジェクトに１０００万ユーロを割り当てることを満場一致で可決した。[39]「この美しいプロジェクトに１０００万ユーロを寄付することで、リヨン市は世界規模で健康を維持し、健康分野のフラッグシップ都市としての認識を強化するために全力を尽くしている」との声明を市議会は発表している。[40]

２０２３年10月には、リヨンにＷＨＯ事務局長とフランスの高等教育・研究省、連帯・保健省、欧州・外務省の各大臣が集まり、フランスのグローバル・ヘルス戦略２０２３－２０２７（Stratégie française en santé mondiale 2023-2027）が発表された。[41] ＷＨＯによると、低・中所得国では２０３０年までに医療の専門家が不足すると推測され、フランスはＷＨＯアカデミーを通じて医療専門家の育成を支援する意向だ。[42] このことからも、ＷＨＯアカデミーはＷＨＯリヨン・オフィスと並んで、フランスの保健外交の展開において重要な位置付けにあることがわかる。

⑷ 今後の展望

ＷＨＯアカデミーはすでに、オンライン講習やオンラインアプリを通じて活動しているが、２０２４年12月の開設に向けて建設が進められているリヨンの本部では、ＷＨＯの各地域局とのネットワークを構築し、対面の講習や研修が展開される予定である。特にＷＨＯアカデミーの地下室には、巨大なシミュレーションスペースが開設される予定であり、学習者はバーチャルリアリティを駆使した危機対応のシミュレーション等に参加することができる。このほか対面やハイブリッド学習のスペースも設けられる予定だ。[43]

ＷＨＯアカデミーは建物もまだオープンしていないということもあり、医療従事者の教育という目的において、どの程度役目を果たすことができるのか、評価するには時期尚早である。ただ、イノベーションという観点から言えば、一つの先進国が政治的リーダーシップを発揮して実現した企画でありながら、国際機関の強固なグローバルネットワークを活用して、自治体やＷＨＯの各地域局、企業や研究所、各国の医療従事者といった異なる属性のアクターを、専門家の教育と訓練という目的で集結させる稀有な取り組みとして注目に値する。既述の通り、ＷＨＯアカデミーはフランス政府やリヨン市と深い関わりがあるし、フランスの保健外交において重要な地位を占める。このほか、ＷＨＯアカデミーは医療従事者の育成という専門性の高い事業に従事す

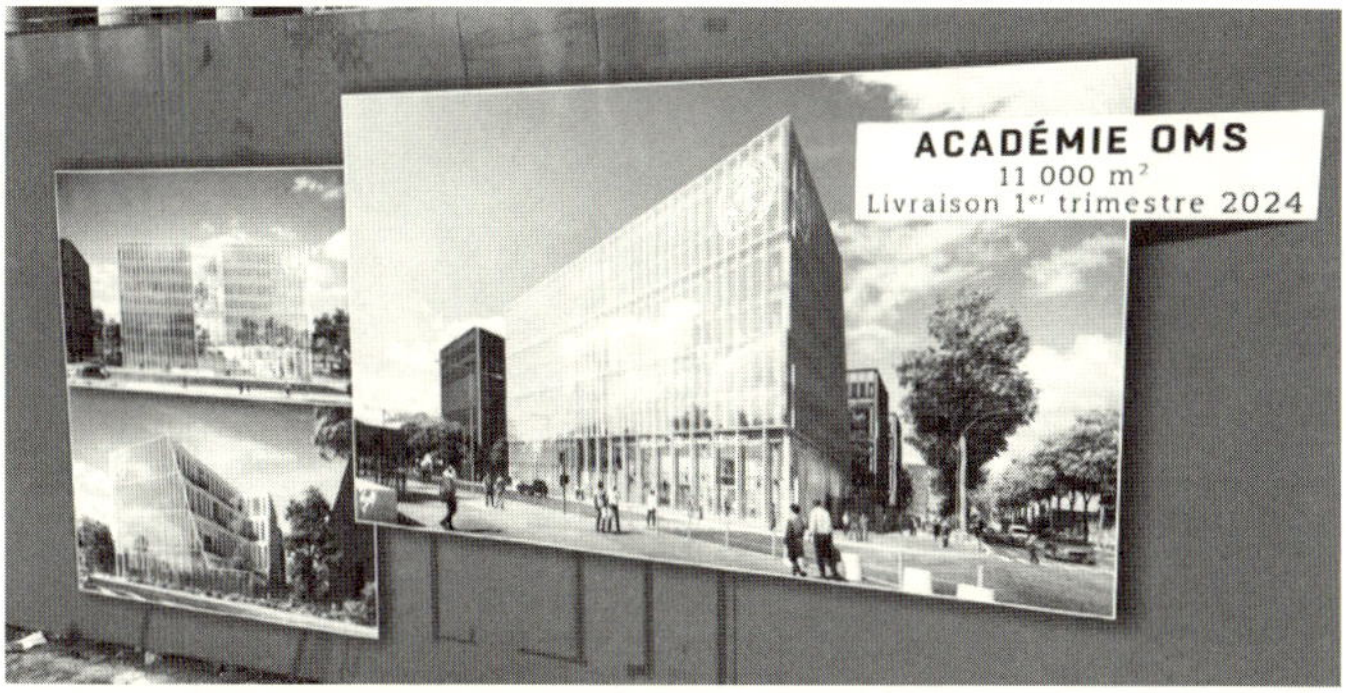

図４　建設中の WHO アカデミー
（2022 年 12 月 6 日に著者が撮影）

るため、地元のデジタル関連会社等、民間アクターとも連携し、地域やグローバルといった重層的なレベルで健康の向上に貢献することを目指している。[44] 教育の格差解消や途上国の人材育成は、いずれか単独のアクターでは達成できないプロジェクトであり、ＷＨＯアカデミーはパンデミック下で進展したイノベーションの一つと言える。

なお、欧州地域では、このほかにも重層的な広がりを持つ取り組みが立ち上がっている。第三章で紹介した欧州委員会のＨＥＲＡ（健康緊急準備対応局）には２０２３年７月に、ＨＥＲＡインベストという資金調達枠組みが欧州委員会と欧州投資銀行によって立ち上げられ、ＡＭＲ（薬剤耐性）や、流行の潜在性がある病原体など、健康上の脅威に関する研究・開発に取り組んでいる中小企業を対象にベンチャーローンを展開している。[45] とりわけワクチン開発は複雑な手続きとメカニズムを要するため、イノベーションの必要性が指摘されているが、[46] 以上のような取り組みは、順調に進めば、ヘルス・セキュリティの強化に資するだろう。

欧州とアフリカという二つの地域をつなぐ協力も進展しつつある。2024年2月初旬には、AUとEUの健康パートナーシップを強化するためのハイレベル対話が実施され、[47] HERAはアフリカCDCが大陸におけるサーベイランス能力と検査能力を拡大するための支援として600万ユーロを約束した。HERAとアフリカCDCという公的な組織間のイニシアティブではあるが、大陸のサーベイランスと検査能力の強化のために、アフリカ実験医学団体（African Society for Laboratory Medicine）とアフリカ公衆衛生財団（Africa Public Health Foundation）によるプロジェクトに出資するものであり、重層的な広がりを持つプロジェクトだ。アフリカと欧州、各地域で進展した協力の枠組みが、地域を超えて有機的につながり、グローバルなレベルでの取り組みを補完する可能性を秘めていると言える。

3. グローバル・バイオ製造訓練ハブ（GHT−B）

(1) 設立の経緯と活動内容

国家のリーダーシップと国際機関のグローバルなネットワークを組み合わせ、多様なアクターを一つの目的に向けて連携させようという動きは、韓国でも見られる。前章で触れた南アフリカのｍＲＮＡワクチン技術移転ハブと並行して、２０２１年夏に、途上国におけるワクチン製造能力の総合的な向上と人材育成のための施設として、グローバル・バイオ製造訓練ハブ（Global Training Hub for Biomanufacturing：以下、ＧＴＨ－Ｂ）の設立が決まった。ＧＴＨ－Ｂは、低・中所得国において、ワクチン、インスリン、がん治療薬などの生物学的製剤の生産に関与する人材育成に寄与するものであり[48]、南アフリカのｍＲＮＡワクチン技術移転ハブと並んで、途上国の製造能力の改善、ワクチンアクセス格差の解消を包括的に目指す試みと言えよう。

ＧＴＨ－Ｂを設立する際、韓国以外にも複数の国がホスト国として名乗りを上げた。その中で韓国がホスト国に選ばれ[49]、２０２２年2月にＧＨＴ－Ｂが設立された。ではなぜ、韓国が選ばれたのだろうか。第一は、生物学的製剤に関して、実績のある国内産業が育っていることだ[50]。このほか、韓国は１９９７年に設立された国際ワクチン研究所（International Vaccine Institute：ＩＶＩ）の本拠地でもあり、この点との関連性を指摘する見方もある[51]。

第二に、既述のＷＨＯアカデミーにおけるフランス政府と同様、当該プロジェクトにおける韓国政府の強い政治的リーダーシップが垣間見られることだ。当時の韓国保健福祉部長のクォン・ドクチョルは2022年2月、GTH－Bの開設にあたり、「わずか60年前、韓国は世界で最も貧しい国の一つだった」が、「WHOと国際社会の助けと支援を受けて、私たちは強力な公衆衛生システムとバイオ産業を持つ国に移行しました。韓国は、私たちが変化する中で、国際社会が示してくれた連帯をとても大切にしています。過去の私たち自身の経験から学んだこれらの教訓を共有することで、次のパンデミックでより安全な世界への道を開くことができるように、低・中所得国がバイオ製造能力を強化するのを支援するよう努めます」[52]と述べている。感染症対応が、国内政治・国際政治の双方において主要な論点となった今、この分野で国際的なリーダーシップを目指す韓国政府の政治的意図がこのプロジェクトを大きく支えていると言える。

GTH－Bは設立からまだ日が浅いが、すでに様々なコースを実施している。初年度（2022年度）は、GTH－BはWHOと協力して世界43か国から754人（内、韓国人68人）を対象に、ワクチンと生物学的製剤の生産と品質管理に関する二つのコースを提供した。参加者は研究者に限定されず、企業や政府、国際機関の関係者など様々な属性の参加者に開かれたという。[53] 韓国保健福祉部によれば、受講者からは受講後アンケートで（最大5点のうち）平均4・5点の評価を得たとのことで、おおむね「参加者に好評を博した」と分析している。[54]

2023年度に関しては約1000人を対象にワクチンと生物製剤製造に関する教育コース

を提供する予定だという。[55] 並行して、2025年の開設を目指して、研修生を受け入れるためのキャンパスを延世大学校に建設中であり、[56] 一連の取り組みは南アフリカのmRNAワクチン技術移転ハブと並んで、途上国の医薬品アクセス格差の解消に資することが期待されている。[57]

(2) GHT-Bを支える重層的な協力体系

政府の強いリーダーシップに導かれつつも、国際機関や企業、自治体など属性の異なる多くのアクターの連携のもとに成り立っている点で、GHT-BはWHOアカデミーとの共通点を見出せる。既述の通り韓国には、韓国政府がWHOとともに主催する国際ワクチン研究所が存在し、GHT-Bが展開するプログラムの一部は、国際ワクチン研究所との協力のもとで展開されている。[58] 国際ワクチン研究所のジェローム・キム（Jerome Kim）所長は、GHT-Bはワクチン流通の不平等を解決するために、韓国のワクチン生産インフラと国際ワクチン研究所のトレーニング能力をフルに活用して、質の高い教育を提供すると展望している。[59] GHT-Bはアジア開発銀行（Asian Development Bank：ADB）とも協力している。[60] 2023年秋にはアジア開発銀行から資金提供を受け、延世大学校のキャンパスでGHT-Bの講習会が開催された。[61]

韓国国内の企業やアカデミアとの連携も見られる。2022年11月には、韓国の安東にあるS

Kバイオサイエンスの工場で、途上国の参加者を対象としたワクチンの製造訓練が実施された。

このトレーニングは韓国保健福祉部、企画財政部、延世大学校の韓国国立バイオプロセシング研究訓練研究所（Korean The National Institute for Bioprocessing Research and Training : K－NIBRT）プロジェクトグループ、アジア開発銀行が共同で展開したもので、ベトナム、インドネシア、タイを含む12のアジア開発銀行加盟国から26人の研修生が参加した。[62]　韓国国内だけではない。既述のWHOアカデミーとGHT－Bとの連携も見られる。GHT－Bで使用する生物学的製品の製造に関する包括的なカリキュラムを、韓国保健福祉部の依頼によりWHOアカデミーが開発しているのだ。[63]

　以上の通りGHT－Bは、韓国政府の政治的イニシアティブに導かれるプロジェクトでありながら、WHOやアジア開発銀行、WHOアカデミー、国内のアカデミアやバイオ産業との連携を図り、ワクチンのアクセス格差解消にアプローチしようというイノベイティブな試みだと言える。グローバル、地域、国、ローカルという重層的なレベルを跨ぎながら目標にアプローチする点も、WHOアカデミーと共通点を見出すことができる。

176

4. パンデミックと疫学情報のためのWHOハブ

最後に紹介するのは、ドイツが主導するプロジェクトだ。新型コロナパンデミック下では、感染症に関するデータの断片化、分析ツールの国際的標準化の遅れ、手洗いやマスクなどの公衆衛生的介入の有効性をリアルタイムで評価することの難しさや変異株の動向監視など、感染症のサーベイランスのあり方に関して、様々な課題が浮上した。本書でたびたび指摘してきた通り、近年、感染症の発生要因は複合化しており、ワンヘルス（ヒトと動物、それを取り巻く環境は相互につながっていると捉え、人と動物の健康と環境の保全を担う関係者が分野横断的に協力していこうという考え方）という幅広い観点から感染症のサーベイランスを行う必要もある。このように、パンデミックの反省を踏まえ、感染症のサーベイランス体制を強化する目的で2021年9月に設立されたのが、「パンデミックと疫学情報のためのWHOハブ（WHO Hub for Pandemic and Epidemic Intelligence：以下、WHOハブ）」である。[64] WHOの保健緊急プログラムの一部として、ドイツのベルリンに設立された。WHOハブはデータサイエンスやその他の最先端技術を活用しながら、世界的な感染症や健康に関する動向やデータを収集し、[65] 公衆衛生上の脅威に備えるための、世界的なエコシステムの再構築を目指している。[66]

ＷＨＯハブはＷＨＯアカデミーやＧＨＴ－Ｂと同様、ホスト国の強い政治的リーダーシップに支えられたプロジェクトである。２０２１年９月に設立された時、当時のアンゲラ・メルケル（Angela Merkel）首相の強いリーダーシップが際立っていたし、実際、ドイツ政府から１億ドルの初期投資を受けている。[67] 現在、ＷＨＯハブはシャリテー－ベルリン医科大学が提供するセンターで活動を展開しており、ドイツのアカデミアとの強い連携もうかがえる。[68] 他方、ドイツのロベルト・コッホ研究所やＥＵなど、多様なアクターの連携がＷＨＯハブの運営を支えているのも事実だ。２０２１年９月のＷＨＯハブ設立に際して、ＷＨＯのテドロス事務局長は感染症の世界的な監視に関して「単一の機関や国だけではこれを行うことはできない」と指摘し、多様なアクターの連携の必要性を訴えた。[69] ＷＨＯハブはＷＨＯ加盟国、ＷＨＯの地域事務所やカントリーオフィスのほか、ロベルト・コッホ研究所、ベルリン医学大学、「地球規模感染症に対する警戒と対応ネットワーク（Global Outbreak Alert and Response Network：ＧＯＡＲＮ）」など国内外の組織と協力して、ゲノム監視、薬剤耐性の監視、世界的な監視能力の強化、低・中所得国の機関との技術交流を含む事業に従事している。[70] ＷＨＯハブは、国際機関のネットワークとドイツが有する医学のリソースを総動員し、最先端の技術を駆使して幅広い分野のイノベーター、科学者、専門家、実務家を、病気の監視という目的に向けて結び付ける試みであると言える。[71]

このように、グローバルなレベルでのインパクトもさることながら、WHOハブは欧州の地域内保健協力の強化においてもその役割が期待されているようだ。既述の通り、欧州ではEUのヘルス・セキュリティを強化する目的でHERAが2021年に設立されたのだが、WHOハブは感染症の監視においてHERAと協力関係にあり、両機関は感染症情報の共有や、監視のための共同ツールの開発にともに従事している。[72] WHOハブはまた、欧州CDCが設立した欧州保健タスクフォースとも協力の可能性を探っている。[73]

欧州以外の地域的なイニシアティブとの連携も活発だ。アフリカ大陸に関しては、アフリカCDC、WHOハブ、ロベルト・コッホ研究所がアフリカ大陸における感染症の監視体制を強化する目的で、健康安全保障パートナーシップ（Health Security Partnership）を2023年7月に設立した。このパートナーシップは総合的な感染症の監視に加え、バイオセキュリティ、ゲノム監視等の各分野における、アフリカのヘルス・セキュリティ能力の強化を目的としている。すでに、共同の監視活動がガンビア、マリ、モロッコ、ナミビア、チュニジア、南アフリカで開始されており、今後順次、アフリカの他のAU加盟国にも活動が拡大される予定である。[74]

このほか、WHOハブは2023年1月に米CDCのもとに設立された予測とアウトブレイク分析センター（Center for Forecasting and Outbreak Analytics）とも協力している。[75] 2023年10月にはWHOハブと米CDCは他のパートナーとともに、新たなパートナーシップであるグローバル実地疫学パートナーシップ（Global Field Epidemiology Partnership：GFEP）を設立し、今後、アフリカ、アジアに加え、アジア太平洋でも活動を拡大していくものと期待される。[76]

5. グローバル・ヘルスにおけるイノベーションの行方

本章では、パンデミック下で見られた様々なイノベーションのうち、国家が政治的なイニシアティブを取りつつも、多様なアクターの協力のもとで成り立っている新たな取り組みを紹介した。本章で紹介した事例はいずれも、ドイツやフランス、韓国といった国家の政治的主導力がなければ実現しなかったものであり、その点で各プロジェクトと各国の保健外交との関係についても今後、精査が必要だろう。その一方、実際の運営には国内外の多様なアクターに参加の道を開き、感染症の備えを総合的に強化しようという取り組みである点は注目に値する。

既述の通り、イノベーションの担い手には様々なものが存在し、国家もその一つである。ヘルス・ガバナンスに関与するアクターが増大するにつれ、国家の役割は相対化されてきた部分があるとはいえ、依然、国家は重要なアクターであることに変わりはなく、時に重要なイノベーションを促してきた。日本政府が２０００年沖縄サミットでグローバル・ファンド設立を主導したこと、カナダ政府がＳＡＲＳの経験を活かし、途上国向けにＨＩＶ／エイズ治療用ジェネリック薬の輸出を許可する仕組みを導入したこと、カナダとアメリカ政府がグローバル・ヘルス・セキュリティ・イニシアティブの設立を主導したことなどがその具体例として挙げられる。[77] 地政学的な対立の深まりを受けて、グローバルなレベルの合意形成や協力が難しくなる中、政治的なリーダーシップは、課題を解決する上で不可欠である。グローバルな政策は往々にして、国家の政策にいかに取り入れてもらえるかが難関なのであり、[78] その点からすれば、国家が主導することは、課題解決の近道だと言えるからだ。

ただ、いずれの取り組みもまだ着手から日が浅く、客観的な評価は時期尚早だ。本章で紹介したイノベーションが、今後うまく運用されるか否かはいくつかの要素にかかっていると言える。第一は、これらの枠組みに参加する多様なアクターを、世界的なサーベイランスの改善や、医薬品のアクセス格差の解消といった個々の目的に向けて、きちんと連携させることができるのかという点である。従来のヘルス・ガバナンスにおいて、この点は実に難題であり続けてきた。例えば、財団や国は関与の際、病気の要因をもたらす社会的・経済的要因へのアプローチよりも、個々の感染症に焦点を当てる傾向にあるし、一方の製薬会社は経済的なインセンティブが少ない課題（例えば途上国におけるシャーガス病やリーシュマニア症などの「顧みられない熱帯病」のワクチン開発など）には関与したがらない傾向がある。[79] ウォータールー大学のアンドリュー・F・クーパー（Andrew F. Cooper）らはその共著論文の中で、世界の公衆衛生にとっての中心的な課題は、イノベーターを増やすことだけではなく、様々な状況下でどのアプローチが機能し、人々の健康を高めることができるのか、規律ある方法で探ることだと指摘している。[80]

冒頭で指摘した通り、グローバル・ヘルスにおけるイノベーションとは、従来、定期的に依存してきたものへの回帰ではなく、新しいもの、あるいは過去の概念や実践の再発見と定義されている。[81] だとすれば、本章で紹介した新たな取り組みが、パートナーシップという従来よりヘルス・ガバナンスで多用されてきたアプローチの繰り返しにとどまらず、一歩先に進んで、今までに見られなかった斬新さや可能性を示し、サーベイランスの改善やアクセス格差の解消など、個々の問題解決につながる具体的な成果を伴って初めて、イノベーションとみなすことができるのだろう。

本章で紹介した取り組みの行方を左右する二つ目の要素は、地政学的な対立の行方である。他の章でも指摘した通り、近年のヘルス・ガバナンスは地政学的な対立を受けて、とりわけグローバルなレベルでの協力や合意形成が困難を極める局面が増えている。そのような中で、政治的リーダーシップに支えられた取り組みは、実質的に世界の感染症に対する備えと対応能力を強化する上で頼もしい側面がある。ただし、そのような可能性と、グローバルイシューとして感染症対策をどのように擦り合わせていくのかが今後の大きなチャレンジとしてのしかかるだろう。感染症は地政学的な対立に関係なく、越境する。新型コロナ、SARS、鳥インフルエンザなど、近年の多くの感染症は、政治的な緊張が高まるアジアで発生している。本章で紹介した取り組みはいずれも、残念ながら地政学的な動向から大きく外れた動きを見せるものは存在しない。例えば、WHOハブをめぐって協力するアメリカとドイツは同盟国である。WHOハブに関して言えば、その活動に非同盟国の動向をいかに組み込むのか、という課題が残る。

アジアにおいても同様の課題が見られる。韓国によるGHT-Bの取り組みには、東南アジア諸国が多く参画しており、一方、日本もASEAN感染症対策センターやARISEの取り組みを通じて、東南アジア諸国の対応能力強化に努めてきた。現状では、日韓は別々の取り組みを展開しているが、協力できる部分を探り、より効率的にアジアという地域の対応能力を強化できる可能性もある。現状ではそれは容易なことではなかろうが、現実的な問題として、政治的な緊張とヘルス・セキュリティ上の要請との間で、どのようにバランスを取っていくのか、どこに妥協点を見出すのか、アジアにおける今後のチャレンジの一つであると言える。

これは何も、感染症をめぐって闇雲に他国と協力しろと言いたいのではない。つまるところ、感染症対応は各主権国家の裁量に委ねられているのであり、地政学的な動向から完全に自由になることは不可能だ。そのような現状を所与のものとした上で、ヘルス・セキュリティ上の要請にどうやって応えていくのか、という重い課題に我々は直面している。既述の通り、近年、安全保障の様々な要素はその境界が曖昧になっており、感染症対応は今や、ヘルス・セキュリティという観点で捉えられるべきものだ。だとすれば国、地域、そして世界のヘルス・セキュリティのために、積極的に協力を模索する柔軟性――例えば日韓の感染症協力の可能性の模索など――が必要ではなかろうか。

本章で紹介した取り組みはいずれも、ヘルス・ガバナンスにイノベーションをもたらしうる可能性がある、新しく、イノベイティブな取り組みだ。だが、これを真のイノベーションにつなげられるかは未知数だ。SARSが流行した後の2005年にIHRが改正され、各国でCDCが設立されたが、その体制は新型コロナパンデミックに必ずしも適切に対応し得なかった。新たな試みを打ち立てることと、それをうまく機能させることは別物なのだ。世紀のパンデミックの経験を踏まえ、ヘルス・ガバナンスをより強靭なものへと押し上げていけるのか否か、その未来は安全保障への多角的な視野と、柔軟な政治的リーダーシップにかかっていると言える。

注

1 Sébastien Lechevalier and Sandra Laugier, "Innovation Beyond Technology-Introduction", in Sebastien Lechevalier (ed.), *Innovation Beyond Technology: Science for Society and Interdisciplinary Approaches*, Springer, 2019.

2 WHO, "Health innovation for impact", https://www.who.int/teams/digital-health-and-innovation/health-innovation-for-impact

3 Jeremy Youde, *Global Health Governance*, Polity 2012, chap.4.

4 *Ibid*, chap.3.

5 Carolyn Bennett, "Lessons from SARS: Past Practice, Future Innovation", in Andrew F. Cooper and John J. Kirton (eds.), *Innovation in Global Health Governance: Critical Cases*, Routledge, 2009, chap.3. 例えばカナダではＳＡＲＳの経験を受けて２００４年に公衆衛生局（Public Health Agency of Canada：ＰＨＡＣ）と公衆衛生長官（Chief Public Health Officer：ＣＰＨＯ）の地位が創設された。

6 Andrew T. Price-Smith and Yanzhong Huang, "Epidemic of Fear: SARS and the Political Economy of Contagion", in Cooper and Kirton, *op.cit.*, chap.2.

7 Youde, *op.cit.*, chap.5.

8 Bill & Melinda Gates Foundation, "2010 Annual Letter from Bill Gates", 2010, https://docs.gatesfoundation.org/documents/2010-bill-gates-annual-letter.pdf

9 Cooper and Kirton, *op.cit.*, chap.14.

10 Peter J. Hotez, *Preventing the Next Pandemic: Vaccine Diplomacy in a Time of Anti-science*, Johns Hopkins University Press, 2021, chap.4.

11 *Euronews*, "WHO works with Ukraine and Poland to deal with increase in TB cases", 22 September 2023, https://www.euronews.com/2023/09/22/who-works-with-ukraine-and-poland-to-deal-with-increase-in-tb-cases

12 WHO, "Lethal combination of hunger and disease to lead to more deaths in Gaza", 21 December 2023, https://www.who.int/news/item/21-12-2023-lethal-combination-of-hunger-and-disease-to-lead-to-more-deaths-in-gaza

13 経済状況の悪化がメンタルヘルスを含む健康に与えるインパクトを分析した論文は多数にのぼるが、最近のものだと、Claire Margerison-Zilko, Sidra Goldman-Mellor, April Falconi and Janelle Downing, "Health Impacts of the Great Recession: A Critical Review", *Current Epidemiology Reports,* 3, 2016; Paweł Prędkiewicz, Agnieszka Bem, Rafał Siedlecki, Milena Kowalska and Marlena Robakowska, "An impact of economic slowdown on health: New evidence from 21 European countries", *BMC Public Health*, volume 22, Article number 1405, 2022 など。

14 Cooper and Kirton, *op.cit.*, chap.1; Hotez, *op.cit.*, chap.9.

15 Cooper and Kirton, *op.cit.*, chap.14.

16 WHO, "Global Health Partnerships", https://www.who.int/europe/about-us/partnerships/partners/global-health-partnerships

17 Cooper and Kirton, *op.cit.*, chap.1

18 Daniel Low-Beer (ed.), *Innovative Health Partnerships: The Diplomacy of Diversity*, World Scientific Publishing, 2012, Introduction; Ilona Kickbusch (ed.), *Policy Innovation for Health*, Springer, 2009.

19 WHO, "Open to all, anytime, anywhere: Free online courses bring vaccine knowledge to the global community', 7 April 2022, https://www.who.int/news/item/07-04-2022-open-to-all--anytime--anywhere--free-online-courses-bring-vaccine-

knowledge-to-the-global-community

20 WHO, "The Triple Billion targets", 18 April 2020. トリプル・ビリオン戦略は２０１９～２０２３年までの間に、ユニバーサル・ヘルス・カバレッジの恩恵を受ける人を10億人以上にする、10億人以上が健康上の緊急事態からよりよく保護される、10億人以上がより良い健康と幸福を享受する、という三つの目標を据えている。

21 Lyon en commune, "L'Academie de l'Organisation mondiale de la sante", 22 Juin 2021, https://lyonencommun-elus.fr/lyon-7e/conseil-darrondissement-70/

22 Interview with a person involved in the work of the WHO Academy, 6 December 2022.

23 Alcimed, "Lyon the home of the new WHO Academy", 27 March 2023, https://www.alcimed.com/en/alcim-articles/who-academy-training-health-professionals-lyon/

24 Ibid.

25 United Nations Regional Information Centre For Western Europe, "Sharpen your skills with UN e-learning courses", 22 November 2023, https://unric.org/en/sharpen-your-skills-during-lockdown-with-united-nations-e-learning-courses/

26 Alcimed, op.cit.

27 WHO, "Academie de l'OMS: Inauguration des travaux du campus futuriste de l'Academie de l'OMS", 27 septembre 2021, https://www.who.int/fr/news/item/27-09-2021-leaders-gather-in-lyon-france-to-break-ground-for-the-who-academy-campus

28 Alcimed, op.cit.

29 詫摩佳代「先進国の保健外交――フランスとＷＨＯの連携を中心として」城山英明編著『グローバル保健ガバナンス』東信堂、２０２０年、第７章、１６８～１９４頁。

30 José Guerra, Sebastien Cognat and F. Fuchs, "WHO Lyon Office: Supporting countries in achieving the international health regulations (2005) core capacities for public health surveillance", *Revue d'Epidemiologie et de Sante Publique*, Volume 66, Supplement 5, 2018.

31 François Hollande, "Towards a global agenda on health security", *The Lancet*, vol.387, 2016.

32 Interview with a person involved in the work of the WHO Lyon Office, 20 April 2018, online.

33 Interview with a person involved in the work of the WHO Lyon Office, 29 November 2016, in Geneva.

34 Ibid.

35 WHO, "20th Anniversary WHO Lyon Office", 2021, https://www.who.int/news-room/events/20th-anniversary-who-lyon-office

36 Interview with a person involved in the work of the WHO Lyon Office, 5 December 2022, in Lyon.

37 Alcimed, op.cit.

38 WHO, "WHO Academy", https://www.who.int/about/who-academy

39 Ville de Lyon, "Extrait du Registre des deliberations du conseil municipal", https://www.lyon.fr/blob?op=202107/delib/20210966.pdf

40 Lyon Capital, "La Ville de Lyon va allouer 10 millions d'euros a la construction de l'Academie de l'OMS", 8 Juillet 2021, https://www.lyoncapitale.fr/actualite/la-ville-de-lyon-va-allouer-10-millions-deuros-a-la-construction-de-lacademie-de-loms

41 Gouvernement de la République française, "Stratégie française en santé mondiale 2023-2027", 2023.

42 Ibid.

43 Tribune de Lyon, “Gerland. A quoi va servir l'Académie de l'OMS, qui ouvre dans un an?”, 13 octobre 2023, https://tribunedelyon.fr/urbanisme-immobilier/gerland-a-quoi-va-servir-lacademie-de-loms-qui-ouvre-dans-un-an/

44 Interview with a person involved in the work of WHO Academy, 6 December 2022.

45 European Commission, HERA, “Funding and opportunities”, https://health.ec.europa.eu/health-emergency-preparedness-and-response-hera/funding-and-opportunities_en; European Commission; “European Health Union: HERA Invest offers €100 million for innovative solutions to health threats”, 12 July 2023, https://ec.europa.eu/commission/presscorner/detail/en/ip_23_3775

46 Hotez, *op.cit.*, chap.10.

47 Belgian Presidency of the Council of the European Union, Press Release “African Union and European Union expand Mutual Cooperation for Global Health”, 14 February 2024, https://belgian-presidency.consilium.europa.eu/en/news/african-union-and-european-union-expand-mutual-cooperation-for-global-health/

48 WHO, “Moving forward on goal to boost local pharmaceutical production, WHO establishes global biomanufacturing training hub in Republic of Korea”, 23 February 2022, https://www.who.int/news/item/23-02-2022-moving-forward-on-goal-to-boost-local-pharmaceutical-production-who-establishes-global-biomanufacturing-training-hub-in-republic-of-korea

49 Interview with a person involved in the work of GTH-B, 3 February 2023, in Sejong City.

50 Ibid.

51 Medicine Maker, “South-South (Korea) Vaccination Collaboration”, 1 May 2023, https://themedicinemaker.com/business-regulation/training-in-south-korea-helps-lmic-professionals-access-vaccine-manufacture-skills

52 WHO, op.cit., “Moving forward on goal to boost local pharmaceutical production, WHO establishes global biomanufacturing

training hub in Republic of Korea".

53 Jun Ji-hye, "Global biomanufacturing training hub in Korea to educate 1,000 workers this year", *The Korea Times*, 9 June 2023, https://www.koreatimes.co.kr/www/nation/2023/11/113_353808.html

54 Ibid.

55 Ibid.

56 *Yonsei News*, "Selected as the Main Campus of the 'Global Bio Campus' Organized by the Ministry of Health and Welfare", July 12, 2023, https://www.yonsei.ac.kr/en_sc/yonsei_news.jsp?article_no=221313&mode=view

57 WHO, op.cit., "Moving forward on goal to boost local pharmaceutical production, WHO establishes global biomanufacturing training hub in Republic of Korea".

58 ２０２２年度の最初の研修プログラムは、例えば韓国保健福祉省の指示のもと、ＩＶＩとＧＨＴ－Ｂの協力により展開された。IVI, "IVI to operate training courses for WHO global biomanufacturing training hub in Republic of Korea", 29 March 2022, https://www.ivi.int/ivi-to-operate-training-courses-for-who-global-biomanufacturing-training-hub-in-republic-of-korea/

59 Jun Ji-hye, op.cit.

60 Ibid.

61 Ministry of Health and Welfare, Republic of Korea, Press Release, "The Vaccine Production Workforce Training Programme to Enhance Asia Pacific Region's Pandemic-Response Capacity", 10 October 2023.

62 Marianne Chang, "SK Bioscience conducts WHO hub vaccine production training at Andong plant", *Korea Biomedical Review*, 3 November 2022, https://www.koreabiomed.com/news/articleView.html?idxno=14955

63 WHO, op.cit., "Moving forward on goal to boost local pharmaceutical production, WHO establishes global biomanufacturing training hub in Republic of Korea".

64 The WHO Hub for Pandemic and Epidemic Intelligence のホームページより、https://pandemichub.who.int

65 Jenny Lei Ravelo, "Can the new WHO hub in Berlin build trust for data sharing?", *Devex*, 2 September 2021, https://www.devex.com/news/can-the-new-who-hub-in-berlin-build-trust-for-data-sharing-101527

66 Oliver Morgan and Richard Pebody, "The WHO Hub for Pandemic and Epidemic Intelligence: supporting better preparedness for future health emergencies", *Eurosurveillance*, 27(20), 2022.

67 WHO, "WHO, Germany open Hub for Pandemic and Epidemic Intelligence in Berlin", 1 September 2021, https://www.who.int/news/item/01-09-2021-who-germany-open-hub-for-pandemic-and-epidemic-intelligence-in-berlin

68 Ibid.

69 *VOA news*, "WHO Chief, Germany's Merkel Open Global Pandemic Hub in Berlin", 1 September 2021, https://www.voanews.com/a/covid-19-pandemic_who-chief-germanys-merkel-open-global-pandemic-hub-berlin/6210231.html

70 Morgan and Pebody, op.cit.

71 ＷＨＯハブのホームページより、https://pandemichub.who.int

72 Morgan and Pebody, op.cit.

73 Ibid.

74 WHO, "Africa CDC, WHO and RKI Launch a Health Security Partnership to Strengthen Disease Surveillance in Africa", 18 July 2023, https://www.who.int/news/item/18-07-2023-africa-cdc--who-and-rki-launch-a-health-security-partnership--to-

strengthen-disease-surveillance-in-africa

75 US CDC, "Establishment and Launch of Global Field Epidemiology Partnership Aims to Strengthen Public Health Workforce and Enhance Global Health Security", 26 October 2023, https://www.cdc.gov/globalhealth/healthprotection/fetp/establishment-and-launch-of-global-field-epidemiology-partnership-aims-to-strengthen-public-health-workforce-and-enhance-global-health-security.html

76 Ibid.

77 Cooper and Kirton, *op.cit.*, chap.14.

78 ローレンス・ゴスティンは、２００５年のＩＨＲ改正の時に見られたように、グローバル・ヘルスを強化しようという試みは往々にして、国家主権を諦めたくないという国家の意思から強い抵抗を受け続けていると指摘している。Laurence O. Gostin, "International Infectious Diseas Law: Revision of the World Health Organization's International Health Regulations", *Journal of the American Medical Association*, vol.291-221, 2004.

79 Laurie Garrette, "The Challenge of Global Health", *Foreign Affairs*, 2007.

80 Andrew F. Cooper, John J. Kirton and Michael A. Stevenson, "Critical Cases in Global Health Innovation", in Cooper and Kirton (eds.), *op.cit.*, chap.1.

81 Ibid.

第五章

日本とグローバル・ヘルス・ガバナンス

——歴史的経緯と今後の可能性

本章では、少し視点を変えて、国境を越える保健協力における日本の立ち位置や役割について考えていきたい。日本語で出版される本書の読者の中には、今までの章を踏まえ、「今後の世界的な感染症の管理において、日本はどのような役割を果たせるのか?」という関心を持たれる方も少なくないだろう。振り返れば、日本は戦前より、国際的な保健問題に熱心な国であった。その背景として政治的な目的が介在していたことも事実であるが、志賀潔や北里柴三郎、佐伯矩《さいきただす》といった国際的に著名な医学者たちの活動を通じて、日本がグローバル・ヘルスに貢献してきたこともまた事実である。戦後においては、憲法上の制約により、軍事的な貢献が展開できない中で、非軍事的な分野としてのグローバル・ヘルスへの貢献は、日本外交の中でも大きな地位を占めてきた。本章では、戦前から今日に至るまでの長いスパンの中で、日本がグローバル・ヘルスとどのように関わり合ってきたのかを明らかにしていく。そこにはある種の継続性を見出すことができるのである。そしてその継続性は今後のグローバル・ヘルスにおける日本の役割について大きな示唆に富むものではなかろうか。本章では、このような視点に立ち、今後のグローバル・ヘルスにおける日本の役割について考えていきたい。

1. 戦前日本と保健協力

(1) 国際連盟の保健協力への関与

戦前の日本は機能的な国際協力に早いうちから熱心な姿勢を示してきた。例えば第一次世界大戦前に設立されたパリ国際公衆衛生事務局にも早々に加盟し、継続的に代表を会議に派遣し、分担金を支払ってきた。[1] 第一次世界大戦後に史上初の国際機関として国際連盟が設立されると、日本は保健協力を含む各種事業に積極的に関与した。関与の動機としては、国際協力のもと、日本の近辺で流行していた各種感染症に効率的に対処したいという思いのほかに、政治的な目的も含まれていた。例えば20世紀初頭のヨーロッパでは「日本=不衛生」というイメージさえ存在し、日本製品に対して輸入禁止措置が取られるという出来事も起きていた。そのような中で、国際連盟が手がける保健事業に協力的で積極的な姿勢を示すことは、委任統治など、日本が当時有していた権益にも良い影響を与えることが期待された上、日本に対する誤解や批判を牽制する手段になりうると考えられた。つまり、機能的分野における国際協力事業に積極的に関与することは、日本の国際的なイメージ改善やステータスの向上につながると期待されていたのだ。こうして1923年に国際連盟のもとに常設の保健機関（国際連盟保健機関）が設立されると、日本は定期的に代表を派遣し、日本の専門家を随時送り込むなど、積極的な関与を継続した。[2]

第三章で触れた通り、国際連盟保健機関は地域内保健協力にも積極的に取り組み、1925年には国際連盟極東支部シンガポール感染症情報局を開設したが、当情報局の業務にも日本は積極的に関与した。また、当該情報局長を補佐するためのポストである次長（Deputy Director）ポストを、1926年から1939年まで日本人が独占した。[3]

1933年、満州事変をめぐって日本は国際連盟と対立し、国際連盟に対して脱退を通告したことは有名な話だが、その後も国際連盟の保健協力にはとどまった。アジアにおける感染症協力を得るという技術的な目的に加え、ある種の政治的な期待――国際保健協力を通じた外交的孤立の回避――も託されたためだ。しかしそのような期待は果たされることはなく、1938年に日本は国際連盟保健機関との関係も断つことを決めた。[4]

(2) 生物医学的アプローチにおける日本の貢献

他方、技術的に見れば、日本は戦前の国際的な保健協力の発展に大きく貢献してきた。関西大学の西平等《たいら》がその著書の中で論じたように、グローバル・ヘルスにおいては歴史的に二つのアプローチが対立してきた。一つ目は、ワクチンや医薬品などの科学技術に依存して、特定の感染症を管理する生物医学的アプローチ（biomedical approach）である。対するもう一つのアプローチは、住居や栄養の改善など、身の回りの環境を改善することで、人間の健康を総合的に改善することを目指す社会医学的アプローチ（social medical approach）である。[5] 19世紀半ば、コレラやペストに悩まされたヨーロッパ諸国で国際的な保健協力が開始された際、イギリスは港湾での強硬な措置が経済活動の障害となるとして反対、感染症対策として環境の改善に重点を置く社会医学的アプローチを主張した。一方、トルコなどの沿岸国は、感染症を実質的に管理するために、港湾での強力な検疫措置を主張するなど、二つのアプローチは対立した。[6]

その後、20世紀初頭には、アメリカで社会医学が重視されるようになった影響を受けて、国際的にも社会医学的アプローチが優勢となった。実際、1923年に設立された国際連盟保健機関はビタミンAやビタミンCなどビタミン類の国際基準を定め、食事バランスシートの原型となるような冊子を作り、人々の栄養改善に努めたほか、居住環境の改善にも健康の観点から熱心に取り組んだ。当時においては、第一次世界大戦期のスペイン風邪やマラリアの流行が記憶に新しく、個々の感染症に事後的に対処するだけでは不十分であり、より高いレベルの健康を達成するためには、人々の生活を取り巻く環境に切り込む必要性を、国際連盟の専門家たちが認識していたためだ。社会医学的アプローチを重視する考え方は１９４６年に起草されたＷＨＯ憲章にも引き継がれ、前文の「健康とは単に病気ではない、弱っていないということではなく、肉体的にも、精神的にも、そして社会的にも、完全に良好な状態である（Health is a state of complete physical, mental and social well-being and not merely the absence of disease or infirmity）」との記述はそのことを明確に示している。[7]

以上の通り、グローバル・ヘルスに関する二つのアプローチが競合してきた中で、より良い健康の実現に向けては、双方のアプローチが重要であることは言うまでもなく、日本の強みとは、生物医学的アプローチと社会医学的アプローチ双方に重点を置いてきたことであった。生物医学的アプローチに関しては、北里柴三郎をはじめとする日本の医学者が医学の発展に大きく貢献したことは改めて言うまでもない。19世紀末に血清療法の確立やペスト菌の発見を通じて、医学の発展に大きく貢献した北里とその弟子たちは、国際連盟が開催する様々な専門会議に出席し、その書籍が国際連盟から英訳の上、刊行されるなど、国際的な保健協力にも大きく貢献した。[8]

(3) 社会医学的アプローチにおける日本の貢献

戦間期の日本では生物医学的アプローチと並んで、健康への社会医学的アプローチも盛んであった。これは部分的には、当時の日本人の体格と健康を改善し、富国強兵に役立てるという国家による目的があった。実際、日本では、第一次世界大戦前に明治政府が西洋料理を国民に宣伝し、国民の体格を西欧に匹敵するレベルにまで高めることを目指したり、栄養価の高い大麦米が主食として登場したりするなど、栄養と国民の健康、国力増強の関係にすでに注目が集まっていた。[9]その関係を科学的に探究する学問としての栄養学の発展も、第一次世界大戦前後の日本で活発な動きが見られた。

その際、中心的な担い手となったのが佐伯矩という学者であった。[10]佐伯は1876年に生まれ、京都帝国大学医学部で生理学および医化学を専攻した後に、内務省伝染病研究所に入所し、北里所長のもとで細菌学、毒素化学、酵素の研究に従事した。1905年、佐伯はイェール大学に留学して生理学、生理化学、毒素学の研究に従事し、1907年には博士号を取得している。[11]

既述の通り、第一次世界大戦前の日本では栄養と国民の健康の緊密な関係について、すでに注目はなされていたものの、学問としての栄養学は必ずしも体系化されていなかった。[12]佐伯は栄養科学を医学の重要な一部と位置付け、一般市民にわかりやすく伝えることを目指していた。佐伯は1914年に私立栄養研究所を創設し、栄養飲料の開発、新陳代謝、ビタミン、米についての多角的な研究を行ったほか、研究所内に診療所を設けて、栄養療法による結核患者の治療にもあたった。1917年には研究所に付属のパン工場を設立し、バター、牛乳、卵、カルシウム、鉄分などを含んだ栄養価の高いパンを製造して、各小学校に届けた。佐伯の取り組みは犬養毅の注目を浴び、1920年に私立栄養研究所は官立の内務省栄養研究所に改組され、佐伯が初代所長となった。[13]

それ以降、佐伯は具体的な献立を示すことで、経済的で実践しやすい栄養法を各家庭や学校に普及させる活動に取り組んだ。学校向けとしては「栄養のしおり」を作成し、味噌汁、肉か魚、ビタミンをたくさん含む緑黄色野菜、牛乳を毎日、積極的に摂取するよう呼びかけた。1922年5月以降は新聞を通じた一般家庭向けの献立の紹介も始まり、長期にわたって佐伯による毎日の献立とその調理法が各新聞紙上に連載された。[14]佐伯はこのほか、栄養士の養成を行う必要性を認識し、1924年に私立栄養学校（現在、東京・大森にある佐伯栄養専門学校の前身）を創設した。[15]

国際連盟保健機関は以上のような佐伯の取り組みに大きな関心を寄せ、佐伯は1926年12月から翌年9月にかけて、国際連盟の招待により、フランスのパスツール研究所をはじめとする世界各地の研究機関で栄養に関する講演を行い、また、国際連盟や各国保健省に対して、栄養研究所の創設や栄養教育に関する助言を行った。[16]1926年には日本の栄養学の発展に関する佐伯の著書 *Progress of the science of nutrition in Japan* が国際連盟から出版されている。[17]佐伯の活動は栄養科学分野における世界的な学術ネットワークの構築に大きく貢献したことに加え、[18]生物医学的アプローチと並んで社会医学的アプローチも重視するという、現在の日本の取り組みに連なるものがある。

2. 戦後の日本とグローバル・ヘルスの関わり

(1) WHOへの加盟

日本は第二次世界大戦後、早期に国連加盟を目指していたが、ソ連の反対により、1956年まで国連加盟は叶わなかった。[19] そのため、国連加盟に先立ち、国連の機能的機関への加盟が積極的に行われた。1951年5月、日本はWHOに加盟を果たしたほか、同時期にユネスコと国連食糧農業機関（Food and Agriculture Organization of the United Nations：以下、FAO）、国際労働機関（International Labour Organization：ILO）にも加盟を果たした。[20]

WHO加盟に関して言えば、講和条約締結前の日本にとって、いくつかのメリットがあった。[21] 第一は、国連の組織に加わることで、国際社会への復帰を早めることである。1951年3月に開催された第10回国会衆議院厚生委員会にて、厚生事務官（大臣官房渉外課長）の齋田晃は「（世界保健総会で）過半数の賛成を得て正式に、国際政治的な分野における国際間の復帰を前にして、保健衛生の面におけるところの国際間の仲間入りが実現するのではないかと、たいへん楽しみにいたしているようなわけであります」と述べている。[22]

同じく1951年3月に開催された第10回国会衆議院外務委員会では、外務政務次官の草葉隆圓《りゅうえん》も「わが国の国際社会への復帰が、それだけ早く一歩を進めることになるのみならず、来る5月7日から開かれます保健総会に出席を予定されておりますわが国のオブザーヴァーは、会期中にその場で正式代表となり、討議に参加し、また投票権を行使し得る可能性も出て参るのでありります」、「最近次々に日本が国際機関に参加を認められまして、日本の国際的地位がだんだんと向上するということは、講和を控えまして、非常に結構なことだと私は思うのであります」と述べている。[23]ちょうどこの時期は、世界各地で日本政府在外事務所の設置が進んでいた時期でもあり、その動きと相並んで、国連の関連組織への加盟は、日本の国際社会への復帰を早める一助と認識されていたことがうかがえる。民主党所属・衆議院議員の並木芳雄も「外務委員会としては、さきの国際捕鯨取締條約、また今回の（東南アジアへの）在外事務所設置、さらにWHO加盟と、ようやく日の目を見るようになつたという感じがするのです。このことは講和條約の前であればあるほど、私どもには非常に重要な関係を持つ（括弧内は著者）」と述べている。[24]

WHOとの関わりは、日本が国連への加盟を果たした後においても、外交的な意義を持ち続けた。とりわけ、憲法上の制約により、軍事的な貢献が大きく制約される中、非軍事的領域における関与については、超党派の支持があった。例えば1962年、社会党所属の衆議院議員・田中織之進が衆議院外務委員会にて「(……)国連のこれらの技術協力の機構というものも、外務大臣もお認めのように幾つかに分かれておるのでありますから、これをさらに強力なものにするためにも、もっとこれを強化する体制を国際的にもやはり取り上げるべきではないか、そういう点において、日本政府として、先ほどの経済社会理事会というようなものもその意味において重要な発言の場ではないかと思うのでありますけれども、そこで積極的に国際的に呼びかけをする御熱意を持っておられるかどうか、伺いたいと思うのであります(傍線は著者)」と外務大臣に問う場面があった。[25]これに対し、外務大臣の小坂善太郎は「(……)真に世界平和を守るための最高唯一の機関としての国連の実体に沿うようにしたいということは、私ども常々非常に強く希望しておるところでございます」と答えるなど、[26]機能的協力に対して、超党派で支持があったことがうかがえる。

(2) 加盟のメリット

戦後の日本にとってWHOに加盟することの第二の利点は、WHOから様々な技術援助が期待できることであった。1951年3月第10回国会衆議院厚生委員会にて、厚生事務官の齋田晃はWHO正式加盟により、「世界中の疾病、病気の状況などの情報が、きわめて迅速に私どもの手元に通達を受けるのであります。世界中のどこでもつてどんな病気が起つているか、それがどんなぐあいに広まつているかというようなことが東洋のここにおりながら、いながらにして世界の様子がわかつて来る。特にそれは伝染病などの場合におきましては、非常に私どもに益するところがあると思うのであります。（……）また万一、非常に大きな疾病あるいは不慮の災難のためによるところの混乱に基いての、衛生上の混乱というような場合におきましては、私どもの要請に基きまして、将来加盟いたしますならば、このWHOからもいろいろな援助が与えられるというような場合もありますので、この点もたいへんありがたいことだと考えておるような次第であります」と防疫上のメリットを強調している。[27] 齋田はその2日後に開催された衆議院外務委員会でも、WHOが戦後まもなくコレラの感染に見舞われたエジプトに対して、医師、看護師ならびに医薬品の供給を行ったこと、またインドに対して、ユニセフと協力して結核対策を実施したこと、南米で地震が起きた際、救済医薬品と技術者を派遣した事例を紹介し、日本にも同様の支援が期待されると述べている。[28]

実際、当時の日本にとって、WHOに加わることで得られる技術的なメリットは多岐に及んだ。第一は既述の通り、感染症情報に関するものであった。WHOのもとには、国際連盟の時代から続くシンガポールの感染症情報局があり、そこから各地の感染症情報が定期的に供給されるという利点があった。戦前の日本がこのために、国際連盟脱退後も保健機関にとどまったことはすでに述べた通りである。戦後初期においても、その利点は相変わらず認識されていたのである。[29]

第二の利点は、公衆衛生分野の様々な国際規格の恩恵にあずかれるという点であった。WHOでは国際的に適用可能な統計方法や病気の名称、薬品の基準などを制定しており、日本が加盟することで「国際並みのものが結局作れると、そういうことになれば日本の国内だけでなく、国外に対しても信用をそれだけ増して行けると、こういうことになりましょう」と、1951年に外務省条約局長の西村熊雄は説明している。例えば当時の日本では結核予防策としてBCGワクチンが広く使われていたが、「日本の統計方式が国際的方式に則らないがゆえに、その立派な日本の業績を海外に紹介するのに甚だ不便を感じておる。一つこういうふうな保健機関に加盟しまして、保健機関の採用している統計方式というものを取入れて、日本におきまするそういった業績を発表すれば、それが直ちに日本の保健部面における進歩が同時に国際的に紹介されるということになれば、この面から見ても保健行政一般に対する非常な刺戟《しげき》になる」と認識されていた。[30]

このほか、WHOを通じて各国の保健行政組織や経験に触れることができ、それが日本の保健行政研究組織の発展に活かせること、あるいはWHOが主催する加盟国の保健技術者養成のための奨学金制度を利用したり、技術支援を受けられたりすることなども具体的な利点として認識されていた。[31]

ＷＨＯに加盟することの第三の利点は、アジア諸国との関係強化である。１９５１年3月に開催された衆議院外務委員会では、自由党所属・衆議院議員の北澤直吉が、ＷＨＯが六つの地域局を設けていることに関して、「私はこの点は非常にけつこうだと思うのであります。とにかく日本はアジアに存在しておりまして、アジアの国との関係を特に密接にしなければならぬということは、申し上げるまでもないのであります。従つてこういうように保健の面におきましても、経済の面においても、東南アジア、南方アジアの国々との関係を、さらに一層密接にするということは、当然必要と思うのでありますが、私はこういうように地域的な機関、経済あるいは保健、あるいは文化、そういう各方面までにわたつて、アジア特に東南アジア諸国と日本の関係というものをさらに一層密接にするように、こういう機関を利用するといつてはおかしいですが、そういう観点から、こういう機関に対して特別の考慮を払うことが必要である」と述べている。[32] 地域的な活動も少なくないＷＨＯに加盟することで、近隣アジア諸国との関係強化が目指されていたのだ。

また地域ベースでなくとも、ＷＨＯを通じて日本製の医薬品が各国に供給されることもありうるため、「我が国の保健衛生の発展のためにもすばらしい」との認識もあった。[33] １９５１年3月に開催された第10回国会衆議院厚生委員会でも、厚生事務官の齋田晃は「少くとも東洋においては、われわれは進んだ技術と人々を持つておるのでありまして、進んでわれわれの中から、そういう人々をこれらの後進国に送つて技術援助をすることができる。これらのことは、一方においてはそういう国の人々を助けると同時に、われわれといたしましても非常に名譽なことであり、また、そういう面の専門家に大きな励みを与えるということにもなりはしないかと考えておりまして」とも述べている。日本の優れた技術を国際的に広める契機になりうる、という認識があったことがうかがえる。[34]

3. 日本の公衆衛生行政へのインパクト

こうして1951年5月にWHOに加盟した日本であったが、当該機関に加わることで、当時の日本の様々な内情が国際的に明らかになり、その国際的評判を気にする超党派の動きによって、国内行政が整備されていくこととなった。例えば、1950年代の日本ではまだ下水道の整備が十分ではなく、社会的な問題になっていた。[35] 1956年8月、WHOが派遣した米公衆衛生局の専門家C・W・クラッセン（C. W. Klassen）が来日、日本全国の公共水汚濁状況を視察した後、水質汚濁防止連絡協議会において講演を行った。[36] 講演では第一に、日本では水質汚濁がひどく、一部の地域では魚類の棲息を許さないほどになっていると指摘された。クラッセンはさらに、日本において水質汚濁防止の法律が適切でないこと、水質汚濁防止については各省の活動が重複していることで、全く効果を上げておらず、こうしたセクショナリズムを乗り越えるような法制度が必要だと指摘した。[37]

水質汚濁の問題は、水産業における損害など、実質的な問題を引き起こしていたことに加え、日本の国際的ステータスに関わる問題でもあった。例えば、1957年2月の第26回国会衆議院社会労働委員会にて、社会党所属・衆議院議員の岡良一は、海外出張を通じて「東南アジア地方に比べて、ヨーロッパの各部市の屎尿等の処理に関する施設が格段にすぐれているということを現実に目にいたしておるのであります。そういうことから日本の都市における屎尿問題の処理あるいは便所の設備などというものを見ますると、まことに遺憾の思いにたえません。私をして言わしねれば、その国の文化その都市の文化はその国の宿の下排水の処理にあるのではないかとさえ言いたいくらいに思うのでありまして、わが国は都市計画の重要な基盤といたしまして、屎尿処理の問題についてのもっと合理的な科学的な施設が緊急に必至だろうと思うのであります」と述べている。[38]

また、同じく1957年5月の第26回国会社会労働委員会では、社会党所属・衆議院議員の滝井義高が「(クラッセンの)勧告を見てみると、全く日本の水に関する行政というものは恥かしくて仕方がないということです。外国人の方がそれに対する明確な証拠があるのだといって日本政府に突きつけているのですよ。(……)それでしかもそういう公共水汚濁の問題があり、それがだんだん深刻化していくという現実があるにもかかわらず、日本における法律を見ますと、今言ったように5つも6つもの法律が、公害と汚濁防止の問題で錯綜しておって、どこが大体きめ手になるのかということがさっぱりわからない。(……)一体厚生大臣は、この水の問題を、各省ばらばらで法律もばらばらで処置ないのですが、一体どうするつもりか」と当時の岸信介内閣の対応を詰問する場面があった。これに対し、当時の神田博厚生大臣は「政府といたしましてもそういうような決意をもって根本的に解決いたしたい、こういう所存でございますので、御了承願いたい」と回答している[39]。その後、水質汚濁防止法の導入が検討されたが、建設業界、漁業関係者など、利害関係者の調整に時間を要し[40]、翌1958年に旧水質2法(水質保全法・工場排水規制法)が制定、指定された水域における排水規制の導入に至った[41]。

1960年代以降も、WHOで作成される様々な規格が日本の公衆衛生行政にインパクトを与え続けた。1960年代の日本では、水銀性農薬や食品添加物など、健康に害があると思われるものの規制を政府に要望するという動きがあったが、関連業界の抵抗もあり、政策としてはなかなか進まない状況があった。当時、ＷＨＯとＦＡＯは世界中の毒性の専門家および食品添加物の品質規格の専門家を集めて、各国で使用されている食品添加物の毒性と品質について評価、一日の摂取量の計算を行っていた。[42]また、ＷＨＯとＦＡＯが人体への影響を懸念して、使用しない方がよいと勧告していた食品添加物がいくつかあり、その中で、10品目ほどは１９６０年代半ばにおいて日本で使用されている状態であった。１９６６年の参議院内閣委員会では、公明党所属の参議院議員・多田省吾は「そういった健康有害品の中でも、食品添加物について厚生省として、いつも対策がおくれているような面がある」と指摘した上で、早急に対策が必要だと指摘した。[43]

　１９６８年の衆議院科学技術振興対策特別委員会でも、公明党所属の衆議院議員・近江巳記夫《みきお》が「ＷＨＯ、あるいはＦＡＯで発ガン性食品添加物として多くの着色料、保存料、酸化防止剤等が使用不可と、このように勧告されているわけです。これらのリストに載っているもので日本がその使用を許しているものがある」と指摘した。[44]これに対し、厚生省環境衛生局長の松尾正雄は「（……）わが国でもやはりただいま御指摘のようなタール色素等につきましては、昭和四十年（１９６５年）に約十品目については削除いたしまして（……）。また、ズルチン等につきましても、四十二年（１９６７年）に、きわめてわずかの場合に限り使用許可をいたしまして、あとは全部禁止をするというような措置をとりました。逐次、そういうようにＷＨＯのほうの勧告が出てまいり、それをまた日本の実情をよく検討した上で、有害と思われるものはなるべく削除する、こういう方向で進んでおるわけであります」と返答した。[45] 食品添加物の規制に関し、WHOの基準やその勧告により、日本としても見直しを迫られた形だ。なお、右記答弁に登場するズルチンとは合成甘味料の一種で、安価なことから戦後の日本で砂糖の代わりに多用されていたが、1967年にWHOとFAOの専門家委員会での勧告を受け、食品衛生法で1969年以降、製造禁止となった。[46]

タバコの国内規制に関しても、日本の政策はWHOの勧告に影響を受けた。1970年代になると、世界的に見てもタバコの規制が加速し始めた。例えば、アメリカでは1970年に公衆衛生紙巻タバコ喫煙法（Public Health Cigarette Smoking Act）が発効し、以降、ラジオやテレビでタバコの宣伝をすることが禁じられ、[47] またタバコのパッケージ上の注意書きが従来の「注意：紙巻タバコの喫煙はあなたの健康に害を及ぼす可能性がある（Caution: Cigarette smoking may be hazardous to your health）」から、「警告：公衆衛生長官は喫煙が危険であると判断した（Warning: The Surgeon General has determined cigarette smoking is dangerous）」というより強い表現となった。[48]

1970年の第23回世界保健総会では、報告書の推奨事項を各国内で適用する利点を考慮すべきだと提案する決議が採択された。[49] このたち当該決議にもとづき、WHO事務局長が日本を含む加盟国に対して、関連の法律を設定し、タバコのパッケージや広告にニコチンやタールの含有量、あるいは喫煙の健康への害を明記すること、さらには、タバコ広告費を削減するよう勧告を行った。[50]

しかし本件に関しては、水質汚濁や食品添加物の件とは異なり、日本の動きは迅速とは言えなかった。勧告がなされた翌1971年2月の衆議院予算委員会にて、日本社会党所属の衆議院議員・堀昌雄は「大臣、いつまでにやりますか。（……）この国会中にあなたのほうで、少なくともアメリカと同等の警告を与える意思があるかどうか、大蔵大臣のお答えを伺いたいと思います」[51]と政府の対応を問いただした。これに対して当時の福田赳夫大蔵大臣は「私は実はWHOの警告がありましたあのとき（……）昨年（1970年）中に結論を出したい、こういうふうに考えておったわけでありますが、懇談会のほうの意見をまだ聞く機会がないわけです。そこでなるべく懇談会のほうにも取り急いでいただきたい、こういうふうに存じますが、まあおそくも今国会中には結論を得て実施をいたしたい、さように希望しております（括弧内は著者）」[52]と返答している。専売公社など多くの関係者の利害調整に時間を要していた様子がうかがえる。

専売事業審議会では、医学の専門家を集め、1970年8月以降、十数回にわたってタバコの規制に関する審議が重ねられた。1971年3月初旬に提出された審議会の報告書では、疫学的、統計学的には喫煙と健康被害の関係があるが、病理学的には因果関係の究明ができていないこと、有害表示によって、喫煙者に対するよくない影響も考えられうるので、[53]さしあたり個々の箱にニコチン、タールの量を表示するにとどめ、喫煙するか否かは消費者の判断に委ねることとされた。[54] その後も国会で議論が継続され、野党を含む様々な意見を踏まえ、1972年から「健康のため吸いすぎに注意しましょう」という警告がタバコのパッケージに記載されるようになった。タバコ規制に関するWHOの勧告は、時間がかかったとはいえ、日本におけるタバコの規制にインパクトを与えたのであった。

4. 近年の日本の保健外交

以上の通り、日本は戦前から一貫して、国際的な保健協力に積極的に関与してきた。70年代まではグローバルなレベルでの規範が日本の行政に様々なインパクトをもたらしたが、その後は日本の経済成長とともに、その関わり方も変化していった。ただし、軍事的な貢献が制限されている日本にとって、非軍事的分野である保健分野の協力は、引き続き重要性を帯びており、その意味で、戦前からの連続性が見出せると言える。日本の継続的な関与を可能とする国内環境も徐々に整えられていった。とりわけ1961年に国民皆保険を制定し、国民が負担可能なコストで医療にアクセスできるようになると、日本は高度経済成長の時代を迎え、日本の経験はユニバーサル・ヘルス・カバレッジとして世界に発信されていく。[55] 1988年から10年間、WHO事務局長を務めた中嶋宏は、社会学的なアプローチを実践する組織としてWHO神戸センターの設立に尽力した。[56] 現在、当該センターはWHO健康開発総合研究センター（WHO Centre for Health Development）と名称を変更し、ユニバーサル・ヘルス・カバレッジとイノベーションを目指している。その後の日本政府によるユニバーサル・ヘルス・カバレッジへの継続的な取り組みも踏まえると、既述の通り、日本は戦前から一貫して、生物医学的アプローチと社会医学的アプローチ双方に重点を置いてきたと言える。

もっとも、日本の立ち位置は、戦後復興途上の被支援国から、世界屈指の経済大国・長寿国へと変化し、また、国民皆保険を達成した経験もあるため、近年においてはこうした独自の経験を活かして、多国間あるいは二国間支援を通じた保健協力に積極的に取り組んできた。二国間支援では、技術協力による人材育成、日本製の医療機材の供与、官民連携による支援等を通じて、途上国の医療・保健分野での開発に貢献してきた。[57]

多国間保健協力の場でも日本は存在感を発揮してきた。まだ感染症というイシューがハイレベルの場で議論されることが稀であった1990年代後半に、当時の橋本龍太郎首相は、G8首脳サミットで、顧みられない熱帯病の問題に注意を集めることに貢献した。橋本政権が推進したイニシアティブは「橋本イニシアチブ」として広く知られ、このイニシアティブにもとづき、アジアの各地に顧みられない熱帯病の研究施設が設営された。[58] さらに、2000年G8九州・沖縄サミットで日本政府が主要課題に感染症対策を取り上げたことが、グローバル・ファンドの設立につながった。[59] また日本が注力してきたユニバーサル・ヘルス・カバレッジについては、国連の交渉の場でも推進を主導し、持続可能な開発目標（SDGs）の保健ターゲットにユニバーサル・ヘルス・カバレッジが明記された。[60] 2016年5月、日本が議長国となったG7伊勢志摩サミットでは、「国際保健のためのG7伊勢志摩ビジョン」の発表を日本政府が主導し、ユニバーサル・ヘルス・カバレッジや薬剤耐性、研究開発とイノベーション等に関する行動計画の策定に尽力した。[61] 2017年には、ワクチンの開発を行う製薬企業・研究機関に資金を拠出する国際基金である感染症流行対策イノベーション連合に対して、ドイツらとともに当初からの参加国として、設立時の拠出を行っている。[62]

5. パンデミック下での日本の関与

新型コロナパンデミックは、日本の社会と経済にも大きな衝撃を与えた。そのような中でも、日本は国際的な取り組みを続けてきた。
まず、世界的に格差が問題となった新型コロナのワクチンの支援についてであるが、２０２０年５月にパンデミックのワクチン・治療・検査ツールの開発、生産および公平なアクセスを加速化させるための国際的な枠組みとして、ＡＣＴ－Ａが発足したが、その際、日本はＥＵらとともに共同提案国として設立当初からＡＣＴ－Ａの活動に関与してきた。[63] ＡＣＴ－Ａへの日本の関与は、日本がパンデミック収束に向けた多国間の取り組みを主導する機会となるだろうという評価もある。[64] ＡＣＴ－Ａのワクチン部門がいわゆるＣＯＶＡＸとして活動していたわけだが、２０２１年６月には日本政府はＧＡＶＩワクチン・アライアンスとともに、ＣＯＶＡＸへの増資に向けた首脳会合をオンラインで開催し、ＣＯＶＡＸが当初の目標を達成する上で必要な資金調達目標（83億ドル）を大きく超える96億ドルの確保を達成した。[65]
このほか途上国では、ワクチン現物の調達のほかに、ワクチン接種のためのインフラの不備も問題となった。つまり、たとえ政府がワクチンを入手したとしても、ワクチンは貯蔵寿命が短い医療製品であり、温度の偏差によって損傷を受けやすい。そのため、コールド・チェーン・システムが適切に管理されていない途上国では、ワクチンが品質を損ない、廃棄される事例が多数にのぼった。[66] これに対して日本政府は、２０２１年3月初旬以降、途上国でのコールド・チェーン体制の整備や医療関係者の接種能力強化等の支援を約78の国と地域で実施した。[67] その際、官民連携も見られた。豊田通商株式会社は、トヨタ自動車株式会社、ルクセンブルクの医療用冷蔵庫製造業者であるBメディカル・システムズ（B Medical Systems）とともに、ワクチンを適切な温度で輸送するための保冷輸送車を開発した。車両はトヨタのランドクルーザー78を使用し、車両内に積載されたワクチン専用冷蔵庫は独立のバッテリーにより電源なしで約16時間稼働するとされる。このワクチン保冷輸送車はWHOが定める医療機材品質認証（Performance, Quality, Safety：PQS）を2021年3月に取得した。ワクチン保冷輸送車での医療機材品質認証取得は世界初とされる。[68] この保冷輸送車はガーナやブルキナファソに納入された。[69]

第二章で見た通り、パンデミック下では、中国とはじめとする各国が戦略的なワクチン外交を展開したが、以上のような日本の国際支援は、人間の安全保障、ユニバーサル・ヘルス・カバレッジといった保健分野の国際規範に則したものであり、より包括的でグローバル志向であったと評価されている。[70] また日本政府がパンデミックの最中に行ったCOVAXに対する関与は、富の再分配と世界規模での成長の好循環を重視する、岸田文雄首相の「新しい資本主義」と一致しているとの指摘もある。[71]

2023年5月には、G7広島サミットの議長国として、保健分野に関しても、国際的なイニシアティブを日本は主導した。日本が7年ぶりに議長国を務めたG7広島サミットでは、インドやインドネシア、韓国などG7以外の国、また世界銀行やWHO、WTOらの国際機関も招待国

／招待機関として会議に参加する中で、①公衆衛生危機対応のためのグローバル・ヘルス・アーキテクチャーの構築・強化に向けた首脳級ガバナンスや国際規範設定の重要性の再確認、②より強靱、より公平、より持続可能なユニバーサル・ヘルス・カバレッジの達成に向けたG７の資金拠出の取りまとめ、③パンデミックや薬剤耐性など様々な健康課題に対応するためのヘルス・イノベーションの促進に向けた新たなパートナーシップの立ち上げ、といった主に三つの議題を中心に、保健分野に関する議論と行動計画の策定を主導した。[72] このほか、日本がパンデミックの最中に、アジア地域や同盟国との連携強化にも従事してきたことは第二章で述べた通りである。

グローバル・ヘルス分野における日本の取り組みは以上の通り、国際環境の変動に伴って変化してきた部分はある。他方、軍事的な国際貢献が限られる中で、この分野が国際貢献の貴重な手段であること、生物医学的な側面に偏らず、社会医学的な側面にも配慮した包括的な支援を展開していることなど、戦前からの一貫性を見出すことができよう。

6. 日本の役割とその展望

本書では、パンデミック下でのグローバル・ヘルス・ガバナンスの変容について論じてきた。本書の主張を踏まえ、今後の感染症をめぐる国際協力において、具体的に日本には、どのような役割が期待されるのかを最後に述べておきたいと思う。

そもそも日本は、今後の多国間協調の維持において、重要な役割を担う一国である。G7先進国首脳会議の1か国であり、アメリカの同盟国であり、またアジア太平洋という地政学的に重要な地域に位置する国だからだ。保健の分野に関して言えば、本章で見てきた通り、戦前から一貫して、国際的な健康の管理に積極的に関与してきた歴史もある。

第四章で論じたイノベーションの観点から考えると、イノベーションの創生においても日本は重要な役割を担っていると言える。例えば日本はグローバル・ヘルス技術振興基金（Global Health Innovative Technology Fund：GHIT）の設立を主導し、途上国での顧みられない熱帯病の治療、診断、ワクチン開発推進に努めてきた。この基金は、マラリア、結核、顧みられない熱帯病のための治療薬、ワクチン、診断薬の開発を推進する日本発の国際的な官民ファンドであり、政府のほか、企業と財団も資金を拠出している。[73] そもそも途上国における、顧みられない熱帯病の診断・治療・ワクチンの開発には、なかなか投資のインセンティブを付与することが難しい。そのような中で、グローバル・ヘルス技術振興基金は、他国、とりわけG20の国々への模範をなしているとの指摘もある。[74] 様々な健康上の脅威に対して安定的に財政支援を行い、また国際的な研究協力を後押しするGHITのシステムは、保健分野のイノベーションを推進する上で多くの示唆に富むと言える。

第二は、グローバルなレベルでの法整備に果たす役割である。第一章で述べた通り、2024年3月現在、IHR（2005）の改正とパンデミック条約の策定交渉が同時並行で進展しているが、第二章でも述べた通り、交渉は順調とは言えないが、パンデミック下でのクルーズ船への対応経験、ユニバーサル・ヘルス・カバレッジへの視点など、日本の経験や強みを交渉でも活用することが期待される。2024年3月に公開されたパンデミック条約のドラフトでは、その前文において、パンデミックの予防と備え、対応の基盤としてのユニバーサル・ヘルス・カバレッジへの認識が記されている。[75] パンデミック下では、備えと対応の基盤としてのユニバーサル・ヘルス・カバレッジの重要性がたびたび再確認されてきた。[76] トロント大学のフィリップ・リプシー（Philip Lipscy）は日本について、過去に、新たな国際制度の構築・改革に関与してきた実績があり、国際組織の改革を通じて、自由で開かれた国際秩序を強化することができると指摘する。[77] 保健の分野でも同様の期待を持つことができよう。

地域に目を向ければ、アジア太平洋地域の関係国との連携強化も重要だ。本書で繰り返し指摘してきた通り、感染症への備えと対応において、グローバルなレベルの枠組みのみに依存するのは、あまりにも心許ない。グローバルなレベルの枠組みの整備と並行して、近隣諸国や友好国との間で、実質的な備えをともに固めていく必要がある。第三章で述べた通り、2024年2月には、東京に米CDCの東アジア・太平洋地域事務所が発足している。日本では、国立感染症研究所と国立国際医療研究センターを統合し、日本版CDCとして「国立健康危機管理研究機構」が発足予定であるが[78]、設立後には米CDCのカウンターパートとして、ともにアジア太平洋地域におけるヘルス・セキュリティ強化のために連携していくことが期待される。その際、日本とアメリカがそれぞれ、東南アジア諸国や台湾と構築してきた協力の枠組みを有機的につなげていける可能性もあるだろう。

以上のように、アジア太平洋において、友好国との間で協力関係を深めていけたとしても、そこから漏れる国との協力関係をどうするのかという課題が残る。政治的に対立する、あるいは関係が良好でない国で感染症が発生する場合にはどうするのか？　米中対立が激化する中で、残念ながら、冷戦期の米ソのような協力を米中に期待することは難しい。そのため、日本の役割が重要になる。日本は保健分野に関し、日中韓保健大臣会合という公式の枠組みを有し、定期的に中国と対話を行っている[79]。地政学的な対立の深まりを受けて、変容しつつあるグローバル・ヘルス・ガバナンスを、日本は多角的に補強していく可能性を秘めていると言える。

7. 日本の関与、その国際政治的な意義

本章で見てきた通り、近年において日本は、長寿健康社会であることなど、その独自性を活かしつつ、多国間・二国間支援を通じて、独自の保健外交を展開してきた。こうした取り組みは、世界中で可能な限り最高水準の「健康」を達成することに寄与することに加え、昨今の国際情勢の中でいくつかの国際政治的な意味合いを帯びている。本書の最後では、その点を論じておきたい。

第一に、こうした貢献が日本と世界のヘルス・セキュリティの向上に結びつくことだ。かつて感染症は途上国の問題と認識されていたが、そのような時代はすでに終わっている。第一章と第二章で指摘した通り、脅威が多元化している今日の国際社会において、感染症への備えは広い意味での安全保障に資する取り組みとなる。

第二に、国際秩序への影響である。日本の保健分野への多角的な取り組みは、国際秩序の維持と密接に関わり合っている。パンデミック下での日本の国際的な取り組みは、人権、自由、法の支配などの普遍的な価値を強調する、包括的で安定した国際秩序を維持する上で、極めて重要な

役割を果たしたと指摘されている。[80] 日本の多角的な取り組みは、自由で開かれたアジア太平洋など、国際秩序のあり方とも密接に関連しており、東南アジア諸国へのワクチン支援に関しては、困っている国々を支援することで、日本の、責任ある利害関係者としての地位と、その影響力を強化する上で有効であったとの指摘もある。[81] 日本は安全保障秩序を単独で支える立場にはないが、変化する課題に対応した、一貫性のある積極的な安全保障戦略を策定する能力を有していると評価されている。[82]

第一章で指摘した通り、グローバルなレベルでの感染症管理の枠組みは、多国間主義を基調とする、戦後のリベラルな国際秩序の中で発展してきた経緯がある。その大元とも言えるリベラルな国際秩序は２０１０年代以降、多くの論者が指摘するように、変化してきている。[83] 日本一国には荷が重すぎるかもしれないが、欧州諸国など、他の自由民主主義国や民間とも適切に協力して、感染症に関する協力を推進していくことは、多国間主義を時代に即したものに変容させ、また、国際秩序を維持していくことに大きく寄与するだろう。

本書の冒頭でも述べた通り、喉元すぎれば熱さは忘れるもので、今の日本政府の中で感染症の問題にどの程度の熱意と優先順位が付与されているのかを著者は知りえない。２０２４年3月現在で、世界は複数の紛争を抱え、アメリカはじめ、各国での選挙の行方も関心を集めている。正直、多くの人にとって、感染症の問題にもはや時間と関心を割く暇などないというのが正直なところだろう。ただ、新型コロナパンデミックの経験が示した通り、アウトブレイクは突然やってきて、我々の健康はもちろんのこと、社会や経済、日常生活にも計り知れない打撃を与える。

我々人類が世紀のパンデミックを克服し、日常を取り戻したことは歴史に刻まれるだろう。他方、パンデミックの苦い経験は決して、有耶無耶にされるべきではない。厳しい国際情勢の中でも、前進するために様々な取り組みが行われていること、その可能性と課題を本書では論じてきた。それをうまく未来につなげるためには、安全保障への多角的な視野と、柔軟な政治的リーダーシップが不可欠なのである。

注

1　安田佳代『国際政治のなかの国際保健事業――国際連盟保健機関から世界保健機関、ユニセフへ』ミネルヴァ書房、２０１４年、第2章。

2　同右。

3　同右。

4　同右。

5　西平等『グローバル・ヘルス法――理念と歴史』名古屋大学出版会、２０２１年。

6　Norman Howard-Jones, *The scientific background of the International Sanitary Conferences, 1851-1938*, The WHO, 1975.

7　安田、前掲書、第６章。

8　安田、前掲書；Iris Borowy, *Coming to Terms with World Health: The League of Nations Health Organisation 1921-1946*, Peter Lang, 2010.

9　財団法人国民栄養協会編『日本栄養学史』秀潤社、１９８４年、15～21頁；Lizzie Collingham, *The Taste of War: World War Two and the Battle for Food*, Allen Lane, 2011, pp.50-51.

10　以降、本節の著述は以下の文献に依る。安田佳代「国際連盟と国際保健事業――日本外交における国際保健協力」、北岡伸一監修・細谷雄一編『グローバル・ガバナンスと日本（歴史のなかの日本政治　４）』中央公論新社、２０１３年、第二章。

11 日下部正盛『栄養学の創始者佐伯矩博士小伝』１９９７年８月、６〜15頁、国立健康・栄養研究所、所蔵。

12 "The present condition of the study of the nutritional problem in Japan", by Tadasu Saiki, 1937, LNA 12B/R990/57161/55308.

13 「座談会　平和を求めて　栄養改善の道を開拓」財団法人日本食生活協会『日本食生活』１９５７年８月号、20〜21頁、国立健康・栄養研究所所蔵「佐伯栄養専門学校寄贈史料」所収。

14 佐伯矩「時代の先端を行く最新単位式献立法」『日曜報知』臨時増刊号、１９３０年９月17日。

15 日下部、前掲書、17〜21頁。

16 League of Nations Health Organization, "Second Conference on the Standardization of Vitamins", 4 June 1934, LNA 8A/R6078/10811/2221.

17 Tadasu Saiki, *Progress of the science of nutrition in Japan*, League of Nations Health Organization, 1926

18 Jing Sun, "Saiki Tadasu and the Making of the Global Science of Nutrition, 1900-1927", ROCKEFELLER ARCHIVE CENTER RESEARCH REPORTS, 2020.

19 Liang Pan, *The United Nations in Japan's Foreign and Security Policymaking, 1945-1992: National Security, Party Politics, and International Status*, Harvard University Asia Center, 2006, chap.8.

20 安田、前掲書、第７章。

21 以降、本節の記述は以下の文献に依る。詫摩佳代「戦後日本外交における国連――保健福祉分野を通じた一考察」、小宮京、伏見岳人、五百旗頭薫編著『自民党政権の内政と外交――五五年体制論を越えて』ミネルヴァ書房、２０２３年、第七章。

22　国会会議録「第10回国会衆議院厚生委員会第15号　昭和26年3月22日」1951年。
23　国会会議録「第10回国会衆議院外務委員会第11号　昭和26年3月24日」1951年。
24　同史料。
25　国会会議録「第40回国会衆議院外務委員会第25号　昭和37年4月20日」1962年。
26　同資料。
27　国会会議録「第10回国会衆議院厚生委員会第15号　昭和26年3月22日」1951年。
28　国会会議録「第10回国会衆議院外務委員会第11号　昭和26年3月24日」1951年。
29　国会会議録「第10回国会参議院外務委員会第9号　昭和26年3月28日」1951年。
30　同史料。
31　同史料。
32　国会会議録「第10回国会衆議院外務委員会第11号　昭和26年3月24日」1951年。
33　国会会議録「第10回国会参議院外務委員会第9号　昭和26年3月28日」1951年。
34　国会会議録「第10回国会衆議院厚生委員会第15号　昭和26年3月22日」1951年。
35　国会会議記録「第26回国会衆議院社会労働委員会第9号　昭和32年2月20日」1962年。
36　国会会議記録「第26回国会衆議院社会労働委員会第49号　昭和32年5月8日」1962年。

37 同史料。
38 国会会議記録「第26回国会衆議院社会労働委員会第9号 昭和32年2月20日」1962年。
39 国会会議記録「第26回国会衆議院社会労働委員会第51号 昭和32年5月15日」1962年。
40 国会会議記録「第29回国会衆議院本会議第5号 昭和33年6月18日」1958年。
41 詫摩、前掲「戦後日本外交における国連」。
42 国会会議録「第61回国会衆議院科学技術振興対策特別委員会第14号 昭和44年6月12日」1969年。
43 国会会議録「第51回国会参議院内閣委員会第23号 昭和41年5月10日」1966年。
44 国会会議録「第58回国会衆議院科学技術振興対策特別委員会第6号 昭和43年3月21日」1968年。
45 同史料。
46 国会会議録「第61回国会衆議院科学技術振興対策特別委員会第14号 昭和44年6月12日」1969年。
47 Julius B. Richmond, "Ending the cigarette pandemic", *NY State J Med*, 83(13), 1983.
48 国会会議録「第65回国会衆議院予算委員会第9号 昭和46年2月8日」1971年。
49 WHO Resolution, WHA23.32, "Health Consequences of Smoking", 1970.
50 国会会議録「第65回国会衆議院決算委員会第13号 昭和46年4月28日」1971年。
51 国会会議録「第65回国会衆議院予算委員会第9号 昭和46年2月8日」1971年。

52　同史料。
53　国会会議録「第65回国会衆議院産業公害対策特別委員会第３号　昭和46年３月３日」１９７１年。
54　国会会議録「第65回国会衆議院決算委員会第10号　昭和46年３月４日」１９７１年。
55　例えばNaoki Ikegami, "Japan: achieving UHC by regulating payment", *Globalization and Health*, vol.15, 2019は、日本の国民皆保険は１９６１年の導入以降も患者の負担軽減に向けて工夫が重ねられたこと、その背景には、福祉国家を建設することに国民の間でコンセンサスがあったこと、こうした日本の経験は、公平なＵＨＣを達成および維持にあたって示唆に富むと指摘する。
56　Kayo Takuma, "Nakajima, Hiroshi" in IO BIO, Biographical Dictionary of Secretaries-General of International Organizations, Edited by Bob Reinalda, Kent J. Kille and Jaci Eisenberg, February 2019, www.ru.nl/fm/iobio
57　松本勝男『日本型開発協力——途上国支援はなぜ必要なのか』筑摩書房、２０２３年、第２章。
58　Daisuke Akimoto, "Japan Leads the Way in Global Health Diplomacy: The Case of Neglected Tropical Diseases (NTDs)", December 2022, Institute for Security & Development Policy, Issue and Policy Briefs.
59　The Global Fund,「日本とグローバル・ファンド」、https://www.theglobalfund.org/media/12811/donor_japan_report_jp.pdf
60　首相官邸「健康・医療戦略に係る外務省の主な取組みについて」２０１５年６月、https://www.kantei.go.jp/jp/singi/kenkouiryou/suisinkaigi/dai16/siryou9.pdf
61　Ministry of Foreign Affairs of Japan, "G7 Ise-Shima Vision for Global Health", May 2016.
62　Josh Michaud and Jennifer Kates, "The New Pandemic Fund: Overview and Key Issues for the U.S.", Kaiser Family

Foundation (KFF), May 30, 2023, https://www.kff.org/global-health-policy/issue-brief/the-new-pandemic-fund-overview-and-key-issues-for-the-u-s/

63 外務省「報道発表　ＡＣＴアクセラレータ・ファシリテーション・カウンシル（運営理事会）第４回会合における茂木外務大臣のビデオ・メッセージ」２０２１年９月、https://www.mofa.go.jp/mofaj/press/release/press4_008957.html

64 Eurasia Group, "Japan's Contribution to the Act-A Program: Reaffirming Japan's Global Leadership", 25 November 2020.

65 外務省「日本によるワクチン関連支援」２０２３年４月、https://www.mofa.go.jp/mofaj/files/100221711.pdf

66 例えば Tsegaye Eka Erassa, Behailu Balcha Bachore, Wolde Facha Faltamo, Simegn Molla and Efa Ambaw Bogino, "Vaccine Cold Chain Management and Associated Factors in Public Health Facilities and District Health Offices of Wolaita Zone, Ethiopia", *Journal of Multidisciplinary Healthcare*, vol.16, 2023.

67 外務省、前掲、「日本によるワクチン関連支援」。

68 豊田通商株式会社「世界初、ワクチン保冷輸送車のＷＨＯ医療機材品質認証を取得――ワクチン保冷輸送手段を確立し、途上国のワクチン使用率向上に貢献」２０２１年３月、https://www.toyota-tsusho.com/press/detail/210331_004793.html

69 日本経済新聞「豊田通商、遠隔地にワクチン　ガーナで挑む医療充実」２０２４年２月21日。

70 Maiko Ichihara and Atsushi Yamada, "Japan as an Agenda Setter for the Quad's Vaccine Diplomacy", *The Diplomat*, 2021.; Daisuke Akimoto, "Japan's Global Health Diplomacy and the COVAX Facility", Institute for Security & Development Policy 2022, https://isdp.eu/japans-global-health-diplomacy-and-the-covax-facility/　東京大学の鈴木一人も日本のワクチン外交は自国本位の戦略的なものではないと指摘している。Kazuto Suzuki, "Japan's Vaccine Strategy: A look at Japan's thinking on COVID-19 vaccines", *The Diplomat*, 2021.

71 Akimoto, op.cit., "Japan's Global Health Diplomacy and the COVAX Facility".

72 外務省「２０２３年Ｇ７日本議長年における保健分野の成果」２０２３年６月28日、https://www.mofa.go.jp/mofaj/ic/ghp/page23_004355.html

73 GHIT Fund ホームページより、https://www.ghitfund.org

74 Peter J. Hotez, *Preventing the Next Pandemic: Vaccine Diplomacy in a Time of Anti-Science*, Johns Hopkins University Press, 2021, chap.4.

75 WHO, "Revised draft of the negotiating text of the WHO Pandemic Agreement", A/INB/9/3 13 March 2024, https://apps.who.int/gb/inb/pdf_files/inb9/A_inb9_3-en.pdf

76 Fabrizio Tediosil, Knut Lonnroth, Ariel Pablos-Mendez and Mario Raviglione, "Build back stronger universal health coverage systems after the COVID-19 pandemic: the need for better governance and linkage with universal social protection", *BMJ Global Health*, 5, 2020.

77 Phillip Lipscy, "Reformist Status Quo Power: Japan's Approach Toward International Organizations", in Yoichi Funabashi and G. John Ikenberry (eds.), *The Crisis of Liberal Internationalism: Japan and the World Order*, Brooking Institution Press, 2020.

78 厚生労働省「国立健康危機管理研究機構について」２０２３年７月、https://www.mhlw.go.jp/content/10601000/001117870.pdf

79 厚生労働省「日中韓三国保健大臣会合について」、https://www.mhlw.go.jp/seisakunitsuite/bunya/hokabunya/kokusai/other/trilateralsummit/

80 Ichihara and Yamada, op.cit.

81 Bui Hai Dang and John Glenn, "Japan's Quiet Power: The Case of Tokyo's Vaccine Diplomacy to Southeast Asia", *Academic Journal of Interdisciplinary Studies*, Vol.11, No 4, 2022.

82 Adam P. Life, "Proactive Stabilizer: Japan's Role in the Asia-Pacific Scurity Order", in Yoichi Funabashi and G. John Ikenberry (eds.), *The Crisis of Liberal Internationalism: Japan and the World Order*, Brooking Institution Press, 2020.

83 Yuichi Hosoya, "Introduction: Japan and the Reform of the Liberal International Order", in Yuichi Hosoya and Hans Kundnani (eds.), *The Transformation of the Liberal International Order: Evolutions and Limitations*, Springer 2023; Auriane Guilbaud et al. (eds.), *Crisis of Multilateralism? Challenges and Resilience*, Palgrave MacMillan, 2023.

あとがき

前著『人類と病――国際政治から見る感染症と健康格差』（中央公論新社、２０２０年）の原稿を書き上げたのは２０１９年末であった。その後、新型コロナウイルス感染症の感染拡大が始まり、世界はパンデミックによって計り知れない打撃を受けた。パンデミックの衝撃に慄《おのの》きつつも、その間、著者は数々の執筆、講演の機会を得た。その後、２０２３年5月にはＷＨＯによって緊急事態の終了宣言がなされ、日本でも次の感染症危機に備えるための、新たな専門家組織「国立健康危機管理研究機構（ＪＩＨＳ）」の設立計画が進むなど、世界は次のステージに移行しつつある。ここで、この間の研究をまとめる必要性を認識し、本書を刊行する運びとなった。

本書は２０２０年から２０２３年までの間に各所で執筆したものをベースにしつつ、この数年間の研究の成果を取りまとめたものである。そのため、本書のいくつかの部分には、以下を含む既刊の文章を含んでいる。

・詫摩佳代「先進国の保健外交――フランスとＷＨＯの連携を中心として」城山英明編著『グローバル保健ガバナンス』東信堂、２０２０年９月、第７章。（本書第四章で引用）

・Kayo Takuma, "Japan-Taiwan Cooperation for Facilitating Future Public Health Preparedness", in Pamela Kennedy & Yuki Tatsumi (eds.), *Japan-Taiwan Relations: Opportunities and Challenges*, Stimson Center, 2021, chap.2.（本書第三章、台湾との協力に関する部分で引用）

・詫摩佳代「［感染症］地域内保健協力」佐藤史郎・石坂晋哉編著『現代アジアをつかむ――社会・経済・政治・文化　35のイシュー』明石書店、２０２２年３月、第27章。（本書第三章、アジアの保健協力に関する部分で引用）

・詫摩佳代「戦後日本外交における国連――保健福祉分野を通じた一考察」小宮京・伏見岳人・五百旗頭薫編著『自民党政権の内政と外交――五五年体制論を越えて』ミネルヴァ書房、２０２３年３月、第７章。（本書第五章、戦後における日本と保健協力の関わりに関する歴史的記述で引用）

パンデミック以降の世界では、残念ながら不穏な動きが続いている。とりわけ、この数年の間に世界ではロシア－ウクライナ戦争とガザ紛争という二つの戦争が始まった。戦争による衝撃の大きさゆえに、感染症の問題に対する社会の関心は、どの国でも大きく後退しているのが現状ではなかろうか。パンデミックの最中、ようやく開店した書店に行ってみると、どこも感染症関連の書籍が最も目立つ場所に配置されていた。その場所は、今では戦争関連の書籍にとって代わられている。当然だろう。世界は刻一刻と変化し、社会の関心の対象も常に変化するからだ。

ただ、本書を通じて問題提起したかったことは、このような縦割りで断片的な視野では、現在の国際社会を正確に捉えることはできないという点だ。相互依存が著しく進展し、我々にとっての危機が多様化している今日、感染症も戦争を含む国際情勢も相互に関連し合っており、様々なイシューが広義の安全保障という文脈で理解されるべきことは本書で述べた通りだ。感染症だけではない。戦争によるエネルギー価格の高騰や食料価格の高騰、半導体不足などが引き起こされてきた現状からは、様々なイシューが複雑に絡まり合うという、現代国際政治の特徴を見出さざるを得ない。話を感染症に戻せば、戦争や政治的対立とは関係なく、突然、アウトブレイクは始まる。現に、2024年6月時点で、鳥インフルエンザの感染拡大への懸念が世界的に高まっている。問題は、これだけ政治的な分断が進展した現在の国際社会で、国境を自由に越える感染症にどのように備えていくべきか、という点である。本書では、このことを現実的な視点で論じてきた。

本書の初校に取り組んでいた２０２４年5月末、世界保健総会でパンデミック条約の交渉が決裂したというニュースが飛び込んできた。交渉を1年延期することで合意がなされたが、アクセス・アンド・ベネフィット・シェアリングに関する条項など、争点となっている項目に関する先進国と途上国の立場の違いは大きく、交渉を継続したところで、その溝を埋めることは容易ではないだろう。他方、同じく２０２４年5月の世界保健総会で、ＩＨＲ（２００５）（国際保健規則）の改正に各国が合意できたことは朗報だった。従来の「国際的に懸念される公衆衛生上の緊急事態（ＰＨＥＩＣ）」の定義に加えて「パンデミック緊急事態（Pandemic Emergency）」を新たに定義することなど、新型コロナパンデミックの経験を踏まえた改正に、非常に短期間のうちに、各国が合意したからだ。このことは、これだけ国際社会の分断が深まる中でも、保健分野の多国間主義がまだ機能し続けていることを示している。厳しい国際情勢の中で、パンデミックの備えや対応に関する原則や規範、おおまかなルールを世界規模で見直すことの意義は大きい。

ただ、パンデミック条約の交渉が物語る通り、異なる利害関係や価値観を抱える多くの国々が何かに合意することは、政治的対立の深まりやパワーバランスの変化を反映して難しくなっている。他方、ワクチンの開発や調達など、パンデミックへの備えや対応を、すべて自給自足できる国は存在しない。国境を越える感染症には、いかなる国とて他者との協力が必要だ。各国はそのジレンマを地域や有志国のレベルで対応しようと試み、また複数の地域や、地域とグローバルをつなぐ試みなど、多くのイノベーションが登場してきたことに本書は着目してきた。

こうした組織的イノベーションが、我々をより安全な地点に導いてくれるか否かは、少なくとも科学的なレベルでは未知だ。ＳＡＲＳやエボラ出血熱の経験がもたらした改革が過去にあったにもかかわらず、新型コロナが世界を苦しめたことはその好例だろう。第四章の最後で論じた通り、結局、そのようなイノベーションも政治から逃れ得ないからだ。パンデミックの経験を受けて生み出された取り組みを、次のパンデミックに向けて、冷静な考えの下にうまく機能させるのか否か、それは安全保障への多角的な視野と、柔軟な政治的リーダーシップにかかっていると言える。

その際、日本に期待される役割が決して小さくないことは、第五章で述べた通りだ。危機が多様化した今日の国際社会では、感染症への備えと対応能力の強化は安全保障の一環をなす。日本が同盟国や近隣地域と安全保障協力を強化していく中で、今後、感染症はその一つの焦点であり続けるだろう。

著者は２０２３年３月より、フランス・パリの国立社会科学高等研究院（L'École des hautes études en sciences sociales：ＥＨＥＳＳ）にて、１年間の在外研究の機会を得たのだが（２０２２−２３年度科研費・国際共同研究加速基金の助成による）、本書はその研究成果でもある。２０２１年に開始したＥＨＥＳＳの国際共同研究プロジェクト〝ＣＴＳＨ：Capitalism, Technology, Society and

Health"の一環として研究の機会を与えていただき、在仏中には、セバスチャン・ルシュバリエ教授、ジャン＝ポール・ゴーディリエール（Jean-Paul Gaudillière）教授、台湾の国立陽明交通大学の郭文華（Wen-Hua Kuo）教授、カナダのブリティッシュ・コロンビア大学のイヴ・ティベルギアン教授をはじめとする、世界的に高名な研究者たちとともに研究する機会に恵まれた。在仏中には、ＥＨＥＳＳの素晴らしい研究環境のもと、彼らと共著論文を執筆し、また帰国前の２０２４年3月には単著の研究報告書をＥＨＥＳＳに提出することができた。共同研究者たちやＥＨＥＳＳの研究者たちとの議論や学術交流は本当に楽しく、刺激に満ちたものであった。自分が学問研究を職業に選んだことを改めて有り難く、誇らしく、幸せに感じた1年であった。

華やかなイメージのあるパリだが、２０２３年3月末に到着したパリは、年金受給年齢の引き上げを謳った年金改革法案に対する抗議デモとストライキの真っ只中で、到着したアパルトマンの前は回収されないゴミの山だった。ゴミを避け、悪臭に耐えながら、なんとか玄関先までスーツケースを運んだ記憶が鮮明に蘇る。12月には、自宅のすぐそばでイスラム過激派の思想に傾倒した容疑者による観光客への襲撃事件があり、近所でサイレンが鳴り響き、規制線が張られる中、不安な夜を過ごしたこともあった。農業組合のデモによる交通渋滞の影響を受けたり、フランス高速鉄道（ＴＧＶ）のストライキにより予定の変更を余儀なくされるなど、日本ではまず経験したことがないような「貴重な」数多くの経験を得た。表面的な華やかさの下に見え隠れするフランス社会のリアルな姿を日々、体験する中で、著者はフランスという国への関心と愛着を深めていった。音楽があれば、どこでも踊ってしまう人々の陽気さ、自分たちの要望を政府に申し立てることを人々が当然の権利とみなし、またそのような動きに対する社会の寛容な視線、仕事とプライベートをきっちり切り分ける潔さ、他者と集うことを楽しむための様々な文化。知れば知るほど、著者の肌はこのような環境にとても馴染み、自身の殻を破り、伸びやかに研究に専念することができた。パリで過ごした1年を、著者は生涯忘れることはない。素晴らしい研究環境と様々な機会、出会いを提供してくださったルシュバリエ教授、ＥＨＥＳＳのスタッフの皆さん、ＣＴＳＨプロジェクトの共同研究者たちには心より御礼申し上げる。

２０２３年3月末まで奉職した東京都立大学法学部の元・同僚たちと学生たちにも心より感謝の気持ちを表したい。２０１５年から9年間、それぞれが各専門分野の第一線をゆく研究者たちを同僚に持ち、学問的刺激に満ちた日々を送った。著者を温かく受け入れてくださり、また快く著者を在外研究に、そして慶應義塾大学に送り出してくださった元・同僚たち、著者の講義やゼミに熱心に付き合ってくれた東京都立大学法学部の学生・卒業生たちに心より感謝の気持ちを表したい。

最後になるが、本書の企画を立ち上げてくださった上田哲平氏、その後、スムーズに企画を引き継ぎ、実務を担当してくださった明石書店編集部の柳澤友加里氏と深澤孝之氏の細やかなお仕事と貴重な数々のご助言、そして寛容に感謝したい。本書の至らない点はもちろん、すべて著者の責任であるが、優れた編集者のみなさんに恵まれなければ、本書が世に出ることはなかった。記して心より感謝したい。

２０２４年７月４日　下院選挙に沸くフランス・パリにて

詫摩　佳代

◉著者紹介

詫摩 佳代（たくま・かよ）

1981年広島県生まれ、京都市出身。2005年東京大学法学部第三類（政治コース）卒業、2010年東京大学大学院総合文化研究科国際社会科学専攻国際関係論博士課程単位取得退学。博士（学術）。東京大学東洋文化研究所助教、東京都立大学法学部教授、フランス国立社会科学高等研究院（ＥＨＥＳＳ：École des hautes études en sciences sociales）訪問研究員などを経て、2024年4月より慶應義塾大学法学部教授。専門は国際政治、グローバル・ヘルス・ガバナンス。

著書に『国際政治のなかの国際保健事業――国際連盟保健機関から世界保健機関、ユニセフへ』（ミネルヴァ書房、2014年）、『人類と病――国際政治から見る感染症と健康格差』（中央公論新社、2020年）、訳本にピーター・Ｊ・ホッテズ著、詫摩佳代訳『次なるパンデミックを防ぐ――反科学の時代におけるワクチン外交』（白水社、2022年）など。

グローバル感染症の行方
分断が進む世界で重層化するヘルス・ガバナンス

2024年10月15日　初版第1刷発行

著　者　詫摩佳代
発行者　大江道雅
発行所　株式会社　明石書店
〒101-0021 東京都千代田区外神田6-9-5
電　話　03（5818）1171
FAX　03（5818）1174
振　替　00100-7-24505
https://www.akashi.co.jp

装丁　清水肇（プリグラフィックス）
印刷　株式会社　文化カラー印刷
製本　協栄製本　株式会社

（定価はカバーに表示してあります）　ISBN 978-4-7503-5823-9